POT-POURRI

LA MÉDECINE PRÉTENDUE CURATIVE

DU CHIRURGIEN LEROY,

DÉDIÉ

A M. BOULA DE COULOMBIERS,

MAÎTRE DES REQUÊTES,

PRÉFET DU DÉPARTEMENT DES VOSGES.

PAR UN VOSGIEN VALÉTUDINAIRE.

> Il y a deux choses à considérer dans les maladies ; soulager et ne pas nuire. HYPPOCRATE.

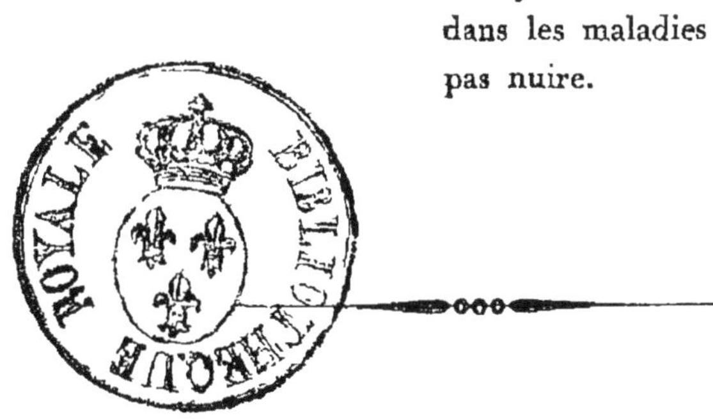

A PARIS,

CHEZ LES MARCHANDS DE NOUVEAUTÉS.

1823.

Parmi les choses nuisibles à la société, il en est qui échapperont toujours à la puissance des lois. Tel est l'empirisme, fléau redoutable, qui, à l'abri du diplôme de docteur, est, de temps immémorial, en possession de décimer l'espèce humaine. C'est pour tâcher de mettre vos administrés en garde contre ses efforts sans cesse renaissans, que j'ai hasardé cette brochure, dont vous n'avez, sans doute, daigné agréer l'hommage, que dans l'intention de leur donner une nouvelle preuve de cette bienveillante sollicitude qui vous a mérité, à si juste titre, leur estime et leur reconnaissance.

J'ai l'honneur d'être, Monsieur, avec un profond respect,

Votre très-humble et très-obéissant serviteur,

UN VOSGIEN VALÉTUDINAIRE.

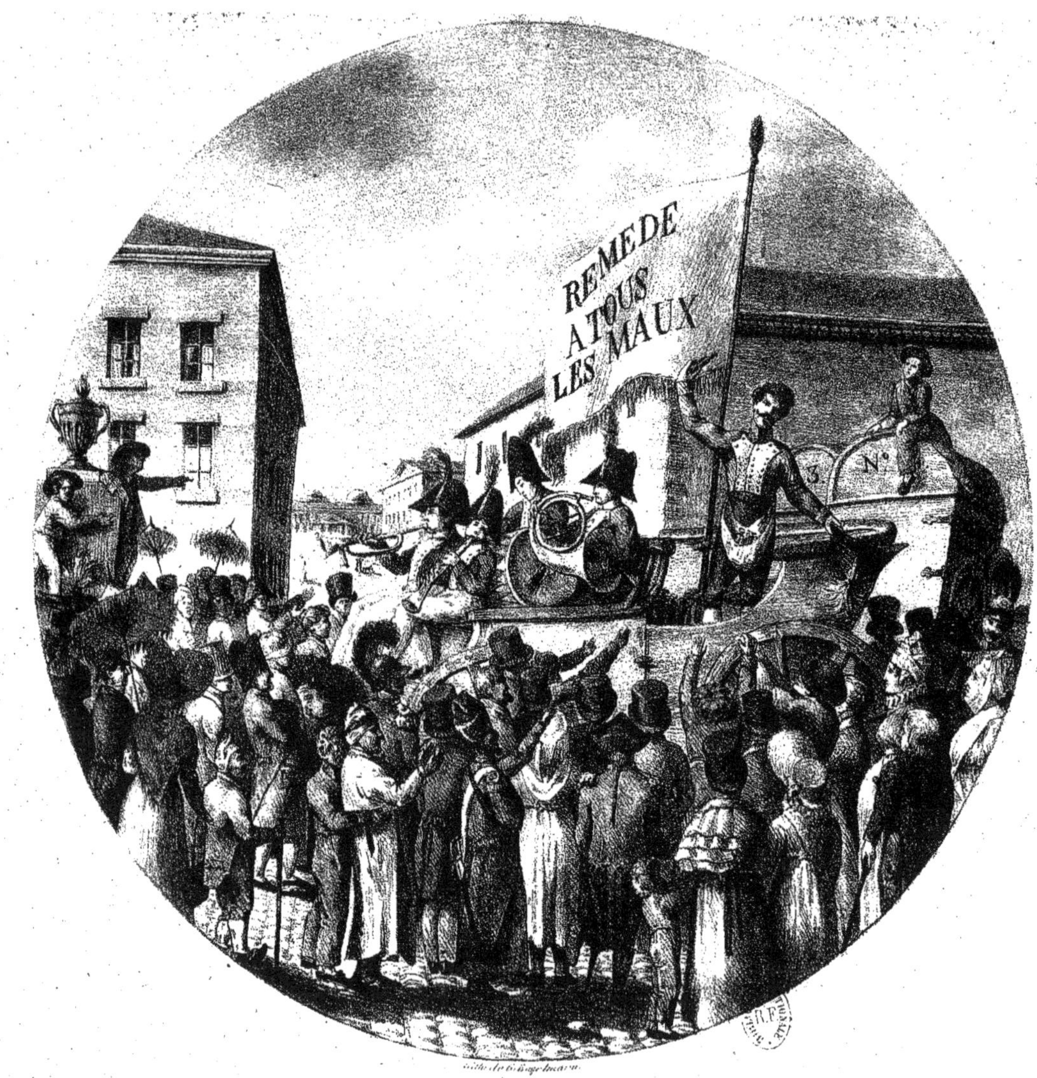

Removere prohibens; Oter ce qui empêche,
Voilà [illegible] du Médecin.

LA QUINTESSENCE D'UN GROS LIVRE.

Vaincre la maladie, ou succomber en la combattant (1), c'est-à-dire, sans figure, *purger jusqu'à ce que l'on meure ou que l'on guérisse;* telle est, en résumé, la doctrine de M. Leroy.

N'en déplaise à l'auteur, tout le monde n'est pas de cet avis. Pour moi, qui suis valétudinaire depuis long-temps, et qui me surprends assez souvent désirant la mort, je crois que si elle se présentait, je ferais volontiers comme le Bûcheron de la fable, *eût-elle échangé sa faux contre la curative.*

> Le trépas vient tout guérir ;
> Mais ne bougeons d'où nous sommes.
> *Plutôt souffrir que mourir,*
> C'est la devise des hommes (2).

Le docte disciple d'Esculape ne prétend à rien moins qu'à nous débarrasser de la médecine, à son spécifique près; des médecins et des apothicaïres sans exception, si ce n'est pour son bien-aimé gendre Cottin.

---

(1) Dans la note sur l'épilepsie (page 193 de la 9e. édition), M. Leroy, en parlant de deux malades qu'il prétend avoir guéris de cette maladie, dit de l'un deux: « Il fut assez promptement « guéri, ou au moins, *il ne fut pas désespéré de nous même, ainsi* « *que nous désespérâmes du premier,* et n'eut pas besoin, comme « celui-ci, de faire un appel à l'héroïque courage, ce courage que « déploie un vaillant belliqueux qui a adopté la devise des braves; « *vaincre la maladie, ou succomber en la combattant.* »

(2) Fable de la Mort et du Bûcheron.

Idées de la plus sublime philanthropie, que ne sommes-nous assez mûrs pour vous accueillir comme vous le méritez! Pourquoi le bandeau des préjugés ne tombe-t-il pas devant vous aussi soudainement que firent les murs de Jéricho, au son de la trompette sacrée ?

BUT DU VALÉTUDINAIRE.

Il était une fois un médecin qui prétendait guérir de tous les maux... Cela commence comme un conte..., c'est pourtant une histoire... On le nommait *messire Jean Ailhaud*. Il était *conseiller, secrétaire du Roi, seigneur du Castellet, Vitrolles, Mont-Justin*, et, de plus, *docteur (écoutez bien, je ne dis pas docte)*. Il vivait vers le milieu du dix-huitième siècle. Les devoirs que toutes ses dignités lui imposaient lui laissant peu de temps pour l'étude de la médecine, qu'il ne voulait pourtant pas abandonner, il adopta la doctrine humorale, au moyen de laquelle toutes ses ordonnances étaient réduites à l'un de ces deux mots : *purgare, repurgare*, et il s'attacha à présenter, de ce système, le côté spécieux qui avait aidé souvent à le reproduire.

Quoique son talent ne répondît pas à son enthousiasme, et qu'il ne pût s'appuyer que sur des paradoxes, ses poudres purgatives eurent, dans le siècle des lumières, un instant de vogue.

Cependant la terre ne couvrit pas si bien les victimes de son ignorance, que la vérité ne perçât. D'ailleurs il était déjà vieux alors qu'il exploitait la mine si riche de la crédulité, et il mourut, *malgré le remède à tous les maux.*

Mais il ne mourut pas tout entier...... Maître Pelgas était là qui observait en silence..... C'était à lui qu'il était réservé d'allumer le bûcher sur lequel *Jean Ailhaud* devait renaître de ses cendres.

Ce fut donc, comme on s'en convaincra, *Ailhaud* qui enfanta *Pelgas*, qui *Leroy*, qui *Cottin*, qui..........

Le gendre du bon Pelgas, en étendant cette théorie d'abord si simple, annonce qu'il n'écrit que pour le peuple; bien différent, en cela, du fameux Cagliostro qui ne voulait imposer qu'aux grands, et qui ne dressait ses tréteaux que dans les anti-chambres des cours.

C'est donc à cette classe sur laquelle M. Leroy compte le plus, *parce qu'elle connaît moins les mots, qu'elle juge bien les faits,* que nous adressons quelques rapprochemens propres à l'aider dans le jugement qu'elle a tant d'intérêt à bien porter sur certains faits. Heureux si, en signalant la ridicule prétention *d'imiter la nature par des moyens extrêmes,* nous parvenons à mettre en garde, contre de pernicieuses doctrines, cette partie de la population à laquelle des travaux utiles ne permettent pas de les examiner avec attention !

QUELQUES TRAITS

DE RESSEMBLANCE.

Ainsi qu'Ailhaud, MM. Pelgas et Leroy s'annoncent (le premier disait *par la grâce de Dieu*, les autres disent *par la force de leur génie observateur*) comme les inventeurs de cette doctrine renouvelée des Grecs.

Ainsi que lui, ils ont découvert l'origine, la cause unique de nos maux physiques, et, partant, le remède universel.

Si ces hommes se fussent occupés de mathématiques, il est indubitable qu'ils auraient trouvé le mouvement perpétuel et la quadrature du cercle.

Ainsi que lui, ils attribuent ces maux aux humeurs corrompues; seulement ils cherchent à enchérir sur lui en développant le système de la *corruptibilité innée*, *qu'ils assurent que Dieu a placée dans tous les êtres vivans qu'il a créés*; en voulant expliquer comment la *corruption occasionnelle* développe ce germe de *corruptibilité innée*, et ce n'est pas-là la moindre bévue qu'ils aient faite.

Ainsi que lui, ils pensent ou *feignent de penser* que hors la purgation réitérée *usque ad mortem*, il n'est point de salut pour le genre humain.

Ainsi que lui, ils offrent, comme le remède le plus doux, un composé des cathartiques les plus violens, qu'ils combinent avec des substances plus que stimulantes (1).

Ainsi que lui, *sans doute par amour du bien public,*

---

(1) La scamonée et la suie formaient, dit-on, la base des poudres d'Ailhaud.

ils vendent leurs drogues au moins quatre fois ce qu'elles leur coûtent, avec cette différence qu'Ailhaud, plus fin qu'eux, avait l'air de donner son livre gratis, persuadé que les dupes ne le sont jamais à-demi, et que qui demanderait le livre ne s'en tiendrait pas là.

Ainsi que lui, à défaut de raisonnemens convaincans, ils emploient des lettres et des certificats qu'ils ne montrent qu'à regret, mais dont le nombre augmente cependant à chaque édition nouvelle.

Ainsi que lui, ils passent sous silence les accidens occasionnés par leur méthode; ou, s'ils en parlent, ils en citent un, pour avoir le plaisir de l'attribuer à ce que le malade n'a pas purgé-assez constamment, ou n'a pas pris les doses à des distances de temps assez rapprochées.

Dans les lettres qu'il dit avoir reçues, comme dans celles qu'ils rapportent, on crie au miracle, et, dans les unes comme dans les autres, l'observateur attentif découvre le cachet de l'empirisme plutôt que le style d'un valétudinaire guéri qui exprime sa reconnaissance.

Ainsi que lui, ils n'ont jamais employé d'autre remède ni pour eux ni pour les leurs, et ainsi que lui, ce n'est que comme cela, quoique nés faibles, avec une constitution viciée, c'est-à-dire, avec un très-gros germe de *corruptibilité innée*, qu'ils sont parvenus à un âge avancé.

Ainsi que lui, au mépris de ce vieil adage, «*passe-moi la rhubarbe si tu veux que je te passe le séné*», ils font une guerre ouverte aux médecins par lesquels ils se prétendent persécutés.

Ainsi que lui enfin, ils ont à lutter contre l'envie, la calomnie. On contrefait leur remède; on les traîne par-devant les tribunaux; on est allé une fois jusqu'à prendre le cheval de ce bon Pelgas....... Heureusement qu'il ne valait que cinquante écus!

ENCORE UN COUP DE PINCEAU

EN FAVEUR DES INCRÉDULES.

DES HUMEURS.

Selon Jean Ailhaud.	*Selon le chirurgien Leroy.*

Les humeurs sont beaucoup plus corruptibles, plus crasses et moins uniformes dans leurs parties que le sang.

C'est dans les humeurs et non dans le sang qu'il faut chercher l'origine des maladies ; dans ces humeurs qui ont manqué de se filtrer ; *dans ces humeurs grossières, altérantes, enflammantes, vénimeuses, pestiférées, qui se sont mêlées avec le sang, l'ont troublé, déréglé ; qui y ont répandu l'infection jusqu'à ses extrémités ; qui y ont engendré des obstructions , des dépôts , des virus , et qui ont fait que des ordures se sont mêlées, collées en quelqu'endroit , et peut-être partout.*

Les humeurs sont les parties du tout les plus corruptibles.

Elles prennent *en se corrompant, ou après qu'elles sont corrompues , un caractère d'âcreté , de chaleur brûlante et même corrosive; souvent elles sont pourissantes , d'autres fois elles ne le sont pas , et rarement elles sont sans chaleur ou acrimonie sensible dans le sujet qu'elles affectent;* mais, dans aucun de ces cas , elles ne sont ni moins dépravées ni moins susceptibles d'acquérir dans la suite le plus haut degré de malignité. C'est dans cet état de dégénération, et par cette même action mordicante qu'elles causent toutes les maladies , quels que soient leur espèce et leur caractère.

Cette âcreté, cette chaleur brûlante ou corrosive, cet instrument qui se forme de soi-même dans la corruption, pour produire toutes les souffrances en général , et même la mort , se compose d'une partie de la masse des humeurs, partie exprimée du tout.

DU SANG.

Le sang est parfaitement distingué des humeurs. Il est plus léger, plus subtil, plus agile, plus transcendant, plus épanché dans tout le corps. Au moyen de cela on doit comprendre quelle est son incorruptibilité; c'est-à-dire, que si le sang commence à se corrompre, à tomber en dissolution, en coagulation, c'est fait du malade; que s'il est corrompu, il n'est plus sang.

Le sang donne la santé; il produit le véritable embonpoint; il rend joyeux ; il est la force même.

Le sang est la partie la plus saine, la moins altérée et la moins corruptible. *Il peut être chargé de matières gâtées qui peuvent le gâter aussi;* mais alors les ressources de l'art sont inutiles et sans efficacité quand le moteur de la vie est corrompu, puisqu'au moment où le sang est arrivé en cet état, il n'y a plus d'existence à espérer.

DE LA SAIGNÉE.

La guérison de la plupart des maux a été jusqu'ici, selon la pratique commune, glorieusement dévolue à la saignée. Erreur intolérable! Que ne puis-je te chasser de ma patrie et te bannir absolument de la pensée des hommes! Qui t'a enfantée, erreur funeste? C'est sans doute une autre erreur plus ancienne qu'on n'a pas aperçue, et sur laquelle on s'est aveuglé, savoir : que les maladies sont dans le sang ou prennent leur origine du sang. Que faites-vous, quand vous voulez vous faire tirer du sang? Que diriez-vous d'un homme qui,

L'évacuation du sang est indubitablement un fléau introduit par la médecine ancienne et moderne, et rien n'annonce la fin de son règne sur la malheureuse espèce humaine.

Combien de victimes de l'effusion du sang ne se sont pas offertes à nos regards, et, en nous contristant, n'ont-elles pas excité notre pitié? Les vaisseaux vides de sang et remplis de la *corruption infiltrée* au fur et à mesure que les veines ouvertes ont versé le principe de la vie.

L'enveloppe du corps imprégnée de bile corrompue et autres

pour rendre à son vin sa première bonté , commencerait à le tirer et à le jeter par terre ?

Combien n'agit pas plus sagement celui qui tâche d'ôter la lie de son tonneau !

fluides non moins débilitans , et ne présentant plus qu'une couleur livide ; les lèvres pâles, les yeux mourans , l'affaiblissement total , une fin prochaine.

Comment, à l'aspect d'un tel désastre , celui qui en connaît bien la cause et qui l'indique si charitablement , pourrait-il se contenir et ne pas traiter de barbares jusqu'à ceux-là mêmes qui, par leur insouciance , s'en rendent tous les jours à peu de chose près les complices ?

Il ne faut jamais évacuer le sang. Il faut expulser les humeurs tant qu'elles sont gâtées. *Il faut garder son vin et jeter sa lie.*

Ceux qui, après avoir lu cet article et celui qui le précède, douteraient encore que la curative soit le livre de Jean Ailhaud expliqué et grossi par un commentateur digne de lui, peuvent, au moyen de l'extrait que je donne de celui-ci, sous le titre d'*Imitation d'un appel à la crédulité* , achever les comparaisons que je n'ai qu'ébauchées ; s'ils se donnent la peine de lire attentivement, je leur réponds de la conviction , quel que soit leur engouement.

De quoi M. Leroy est-il l'inventeur en effet ? Serait-ce de la doctrine humorale ? On sent toute l'inconséquence, tout le ridicule de cette prétention , quand on lit l'article de son livre dans lequel il parle de la grande défaveur jetée sur les humoristes et sur la purgation.

Il ne prétend pas non plus avoir inventé la scamonée, la racine de turbith, le séné, le jalap, le tartrite antimonié de potasse , ou émétique, encore moins le vin blanc et l'eau-de-vie. Il pourrait donc, tout au plus, s'attribuer la manière de combiner ces substances. Mais je vois que son vomi-purgatif est encore tiré d'Ailhaud, car celui-ci dit (1) *que si sa poudre ne produit pas, contre l'apoplexie, une évacuation aussi copieuse que celle à laquelle on aurait lieu de s'attendre, il est alors à propos de l'exciter par quatre, six, huit ou dix grains de tartre émétique qui augmentent son action, et lui font vaincre tous les embarras qui empêchaient l'évacuation.*

Voilà la scamonée, au lieu du séné, alliée à l'émétique, et remarquons, en passant, qu'assez souvent c'est aussi lorsque le purgatif de M. Leroy n'agit pas, lorsque le malade le vomit, qu'il conseille son *vomi-purgatif.* J'espère qu'ici l'identité est assez grande.

Si j'ouvre le précis de matière médicale de M. Lieutaud, médecin des Enfans de France, qui écrivait avant qu'il fût question du bon Pelgas (*son livre fut traduit du latin en* 1768), j'y vois la scamonée, le jalap , combinés avec l'eau-de-vie.

L'eau-de-vie allemande, qui eut sa vogue comme tous les remèdes secrets , n'était, selon le Dictionnaire des matières médicales, qu'une infusion de huit onces de jalap, deux onces de scamonée et une once de racine de turbith, dans trois pintes d'eau-de-vie ; c'est-à-dire, tout bonnement, le purgatif tant vanté.

MM. Pelgas et Leroy savaient ou ne savaient pas ces choses. S'ils ne les savaient pas, quelle confiance pour-

---

(1) *Voy.* l'imitation d'un appel à la crédulité.

raient-ils inspirer comme médecins ? S'ils les savaient, en se prétendant les inventeurs de la doctrine et du remède, ils exercent sur leurs concitoyens un système de déception : genre d'industrie que le Dictionnaire de l'Académie exprime d'un seul mot, à la lettre C (1).

PLÉONASME.

La médecine est l'art de guérir les maladies. *Curative*, dans l'acception que lui donne M. Leroy, qui l'emploie par opposition à *palliative*, signifie aussi qui guérit.

Ainsi, la première partie du titre de l'ouvrage équivaut à ceci : *l'art de guérir qui guérit*. On sent qu'il était nécessaire de s'exprimer ainsi pour apprendre qu'il est un art de *guérir* qui ne *guérit* pas toujours.

HÉRESIE,

Le principe de l'animation est, sans contredit, l'un des plus impénétrables secrets du Créateur. Mais dans son ineffable bonté, il a, ce semble, permis à l'homme de connaître le principe moteur de la vie......... (*Pag. 1ʳᵉ.*)

L'animation est l'union de l'ame au corps. D'après M. Leroy, cette union n'est pas le principe de la vie, d'où il suit qu'un corps sans ame ne serait pas un corps mort, proposition assurément mal sonnante et digne de la géhenne du feu.

---

(1) On lit dans ce dictionnaire que *charlatan* se dit aussi d'un médecin qui est hableur; qui se vante de *guérir toutes sortes de maladies;* et, plus bas, qu'il signifie, figurément, *celui qui cherche à en imposer.*

TRAIT NAÏF DE MODESTIE.

Il continue... *Et l'a conduit comme par la main,
pour lui indiquer la voie par où il peut parvenir à la
connaissance de la cause de ses infirmités......* Or,
comme M. Leroy a consacré un chapitre, voire même
deux, à assurer *qu'on est encore dans l'erreur sur la
cause des maladies*, il est clair que tous ceux qui
ont vécu avant lui, aussi bien que ses contemporains,
n'ont pu découvrir cette cause, *quoique Dieu les ait conduits comme par la main*, et que, par l'homme, il a entendu lui, Leroy. Heureux prédestiné !!!

GALIMATHIAS TIRÉ EN ENTIER

DE LA SECONDE PAGE DE LA CURATIVE, NEUVIÈME ÉDITION.

L'enfant reçoit et transmet, *bien entendu quand il
est parvenu à l'âge viril*, le principe de sa vie avec le
principe de sa fin, qui est un germe de *corruption* ou
de *corruptibilité* que dieu a répandu dans la composition du premier homme sorti de ses mains. Mais comme
rien n'existe avec deux caractères opposés, ce n'est pas
le principe de la vie qui renferme en soi la cause de sa
propre destruction, c'est le principe de la fin. Ces deux
principes sont concentrés dans le même corps ; *mais ils
sont séparés*, c'est-à-dire, *qu'ils se touchent*, car il faut
bien entre eux, au moins un point de contact pour
que le principe de la fin brise les ressorts du principe
de la vie, au moyen de quoi tout individu finit par cesser de vivre : autrement il résulterait de la faculté que
l'auteur de la nature a donnée aux êtres vivans qu'il a
créés, de se reproduire, un excès de population qui ferait que le volume du *contenu*, c'est-à-dire, *les êtres*

créés, ne serait pas en proportion avec celui du *contenant*, qui est le *globe terrestre* (1).

PETITE EXCEPTION

A UNE RÈGLE GÉNÉRALE.

La corruption termine l'existence de tous les êtres ou de tout ce qui a reçu la vie. C'est une vérité fondamentale inattaquable. (Note 3e de la page 2.)

Par exemple, il est bien clair que le soldat qui, plein de santé, est rencontré par un boulet, ne meurt que parce que ce boulet est la *cause corruptrice occasionnelle* destinée à développer *le germe de la corruptibilité innée.*

La promptitude de cet effet, naguère assez fréquent de la double corruption, pourrait étonner, si M. Leroy ne nous apprenait, pag. 4 et 5, *qu'elle agit si promptement que souvent même, envers plusieurs, elle a terminé son action avant qu'ils n'aient vu le jour, tandis que dans d'autres elle emploie cent ans et plus pour produire son effet;* ce qui, selon lui, *n'empêche pas qu'elle soit sûrement toujours la même, c'est-à-dire, telle que le Créateur a voulu qu'elle fût.*

LÉGÈRES CONTRADICTIONS.

Le sang est le fluide épuré par la nature. Mais quoiqu'épuré par la nature, il tend toujours à son épura-

---

(1) On dirait, d'après M. Leroy, que l'Être-suprême se trompa soit en créant le globe, soit en créant les animaux, et qu'au lieu de refaire le globe, il répandit dans la composition des animaux un germe de corruption propre à les empêcher d'être éternels. *Il me semble qu'ici M. Leroy fait dieu à son image.*

tion, par cela seul qu'il est le moteur de la vie.
(Page 24.

Le sang est le fluide épuré par la nature, et pourtant *la fluxion qui flue, se filtre comme le chyle dans les vaisseaux, y existe comme le sang, y circule comme lui et avec lui.* (Page 10.)

C'est d'après une grave méprise qu'on dit que le sang est gâté (page 31). *Ce principe circulant n'est et ne peut être la cause d'aucune maladie, encore moins de la mort prématurée* (Page 10.), et, ailleurs, *il peut être chargé de matières gâtées qui peuvent le gâter aussi ; mais alors les ressources de l'art sont inutiles et sans efficacité.*

Il est dit dans la note de la page 191, *qu'on a disserté longuement et long-temps sur l'épilepsie ; que toujours les causes occasionnelles ou les affections morales ont été mises en avant* ; et, dans la page suivante, pour prouver qu'on a tort d'oublier la cause humorale, on raconte *qu'un jeune homme fut attaqué d'épilepsie pour avoir appris, d'une manière à le surprendre comme à l'affecter beaucoup, qu'une jeune demoiselle, qui avait été sa contemporaine, était morte de cette maladie* ; il est vrai qu'on ajoute *que le titre de jeune homme suffisait peut-être pour justifier cette grande sensibilité.*

Contemporaine signifie probablement ici, qu'ils s'étaient connus, et peut-être même quelque chose de plus. M. Leroy ne veut sans doute pas laisser soupçonner que ce jeune homme ait pu être affecté pour une contemporaine qu'il n'aurait jamais vue, car ce serait donner de l'influence du moral sur le physique, un exemple bien désespérant pour les humoristes exclusifs.

PRÉTENTION ASSEZ BIEN FONDÉE.

M. Leroy, demande pour son beau - père et fait demander pour lui l'inscription dans le dictionnaire des hommes célèbres. Je n'y vois pas Ailhaud. On ne pourrait donc les y placer sans injustice envers leur patron. Cependant on leur doit une récompense. Si j'en crois l'auteur du Charlatanisme démasqué., *la France, glorieuse et reconnaissante, dira un jour, en parlant de M. Leroy, J'ai un grand homme de plus à citer.* Mais M. Leroy ne serait peut-être pas fâché de jouir un peu de sa gloire pendant qu'il vit.... Je voudrais qu'on lui accordât des titres de noblesse et la permission de se faire appeler Leroy des Purgons! Y aurait-il, *parmi les êtres créés, qui sont le contenu, sur le globe terrestre, qui est le contenant* (1), quelqu'être assez mal avisé pour contester l'équité de cette dénomination? Nous ne le pensons pas.

EXRPESSION CHOISIES,

Je vois, page 229, un article intitulé : *lait soi-disant épanché.* Page 349, *un homme mort soi-disant subitement.* Page 356, *de soi-disant poisons.*

Je pensais bien qu'on pouvait dire, M. Leroy soi-disant inventeur; mais personnifier le lait, les poisons, et surtout faire dire à un homme mort qu'il est mort subitement, cela me paraît plus que plaisant.

M. Leroy, dit (page 7) que, *méconnaître les vérités qu'il annonce, c'est faire trève avec le bon sens.* La trève est une cessation momentanée des hostilités de la

---

(1) Expression employée dans la curative.

guerre. Accuserait-il ses lecteurs d'être ordinairement en guerre avec le sens commun ? Cela serait d'autant moins honnête qu'il prétend écrire *pour la classe qui connaît moins les mots qu'elle juge bien les faits* et qu'il aurait l'air de profiter de son ignorance pour l'injurier.

QUESTIONS

ADRESSÉES A L'AME DU BON PELGAS (1),

Pourquoi M. Leroy, assure-t-il que la mort est une suite inévitable des infirmités de l'homme, après avoir dit *qu'une fois la cause de ces infirmités reconnue, il peut être facile de l'anéantir ?* Que devient son axiome favori, *Plus de cause, plus d'effet ?*

Pourquoi admet-il *que les humeurs sont saines tant que l'individu qui les renferme dans ses entrailles est dans l'état de santé,* après avoir assuré *que tout homme vient au monde avec un germe de corruption ou de corruptibilité, dont sa vie peut être plus ou moins notablement abrégée ?*

Pourquoi, puisqu'il n'y a, selon lui, qu'une seule et unique cause des maladies, appelle-t-il à son secours la *fluxion* comme complément de cette cause ? Si la *sérosité* et la *fluxion* sont la même chose, comme il l'assure,

______

(1) Un jour que M. Leroy était malade jusqu'à délirer (ce n'est pas quand il écrivait la curative), le bon Pelgas, son beau-père, lui dit : *je ne vous laisserai pas mourir ; l'ame tient au corps, et vous et moi ne faisons qu'un.* Cependant le bon Pelgas est mort; et M. Leroy vit.

On ne devinerait pas comment le premier a pu laisser son ame ici bas, si le second n'avait expliqué comme quoi l'union de l'ame au corps n'est pas le principe de la vie.

pourquoi les distingue-t-il? et, surtout, pourquoi les compare-t-il à une *rosée*?

Pourquoi subordonne-t-il, d'une manière *absolue*, *les parties charnues, tendineuses, cartilagineuses, nerveuses et osseuses* à l'autre partie *appelée les fluides*? je serais curieux de savoir ce que les unes deviendraient sans les autres.

A quoi bon dire *qu'il n'est pas essentiel de savoir comment ou par quelle voie les humeurs d'un malade sont corrompues,* après s'être efforcé de démontrer *que toutes les maladies sont dues à une cause unique?*

Pourquoi appelle-t-il *l'âcreté, la chaleur brûlante, mordicante, pourrissante des humeurs, un instrument qui se forme de soi-même dans la corruption pour produire toutes les souffrances, ou les maladies en général, et même la mort?* Si cet *instrument* se forme de *lui-même,* voilà la corruption réduite à une nullité bien désolante pour les idées de l'auteur?

Pourquoi prétend-il que la purgation est en grande défaveur, tandis qu'elle est recommandée en tant de cas dans le Dictionnaire des matières médicales? Voudrait-il faire retomber sur la science le défaut de jugement de quelques médecins qui ne savent purger ni à propos ni convenablement? Nous lui conseillons de lire attentivement l'article *purgatif* dans ce dictionnaire. Il y trouvera beaucoup de choses qu'il paraît avoir besoin de méditer?

Pourquoi veut-il à toute force que *prématuré et contre nature,* soient synonymes.

Pourquoi *la mort est-elle contre nature,* puisque, selon lui, *l'auteur de la nature a placé, dans les êtres vivans qu'il a créés, un germe de corruptibilité qui doit trancher leurs jours, en mettant fin plus ou moins promptement à leur existence ?*

Pourquoi a-t-il placé son nom dans la nomenclature des maladies ? Serait-ce parce que les effets de la super-purgation étant une maladie, le superpurgateur (1) peut en être considéré comme la cause ?

Pourquoi y a-t-il ajouté son adresse ? *pour des raisons à lui connues*, dit-il dans une note. Il serait bien fâché, je crois, qu'elles ne le fussent que de lui.

Pourquoi, puisqu'il assure que son remède doit guérir indistinctement toutes les maladies, n'a-t-il pas volé au secours de nos voisins, qu'une épidémie moissonnait par milliers ? Il en aurait infailliblement arrêté de suite les progrès, et nous eût, peut-être, évité la peine de chercher à nous garantir de la contagion. Alors, la France aurait pu être, *si non glorieuse et reconnaissante*, comme il est dit dans le *Charlatanisme démasqué*, au moins reconnaissante.

PHILANTROPIE MISE AU GRAND JOUR.

À entendre M. Leroy, il n'est mu que par le désir d'être utile à l'humanité. Le soin de sa fortune n'a pas l'air de l'occuper.

Examinons d'un peu près à quel point il a porté le désintéressement, et ouvrons, s'il est possible, les yeux à la multitude.

---

(1) Ce mot n'est pas dans le dictionnaire ; mais il me paraît exprimer mon idée.

Je tiens de quelqu'un qui est expert en cette partie, et qui mérite à tous égards ma confiance, que la petite phiole de vomi-purgatif et la bouteille de purgatif, 2° degré, doivent coûter ensemble, à Paris, y compris le verre et la manipulation, calculée au 25 pour cent, 2 fr.

Mais dans la crainte que quelque malin ne s'avise de demander d'où je sors pour avoir estimé d'une manière si exiguë le gain des apothicaires, et que M. Leroy ne me parle de certain M^r, qui doit lui coûter cher, si j'en juge par la chaleur avec laquelle il défend la curative et vante son auteur, je veux bien que le tout aille à 2 fr. 75 cent.

Son livre, tiré à 6000 exemplaires, ne doit pas lui coûter plus de 2 fr. chaque.

Il vend le tout 11 francs 75 cent., savoir : le remède 7 fr. 75 cent., et le livre 4 fr. Il a donc, en bénéfice net, 7 fr.

Il assure que sept mois *ont vu* s'écouler trois éditions de 6000 exemplaires : cela fait 18000.

En supposant un instant qu'il n'ait pas débité une plus grande quantité de ses bouteilles, cela ferait sept fois dix-huit mille francs, ou 126,000 fr. de profit clair.

Mais il est probable que pour un exemplaire de son livre, il a vendu six fois la quantité en question de son remède : car on se prête le livre; mais, *pour guérir ou mourir*, il faut acheter le remède. Les maladies chroniques qui sont si fréquentes, en exigent, de son aveu, plus d'une bouteille de l'un et de l'autre. Nous avons donc fait un faux calcul : rectifions; et, pour qu'on ne puisse, sans injustice, nous accuser d'exagération, supposons que le remède ne s'est vendu que quatre fois plus souvent que le livre.

Nous avons vu qu'il y a 7 fr. de bénéfice net sur le tout, savoir, 5 fr. sur les deux phioles petite et grande, et 2 fr. sur le livre.

18000 exemplaires à 2 fr., font 36,000
Quatre fois 18,000 pour les phioles, font 72,000, qui, à 5 fr., produisent. 360,000

Total du bénéfice en 7 mois. . . . . 396,000 f.

Si l'on remarque en outre que le livre est à sa 10ᵉ édition, laquelle comprend deux volumes; qu'en conséquence j'abandonne, par esprit de modération, sept éditions et la quantité de purgatif et de vomi-purgatif qu'elles ont fait débiter, on pensera, sans doute, que je n'ai pas tort de croire qu'il est beaucoup de gens qui deviendraient *ultra-philantropes* à ce prix.

JUGEMENT SUR LA CURATIVE

ET

SUR LE CHARLATANISME DÉMASQUÉ.

Il s'éleva naguères entre les parens d'une femme qui venait de mourir, *malgré d'itératives purgations*, une discussion au sujet de la médecine curative du chirurgien Leroy. Les esprits s'échauffaient lorsque l'un des parens qui avait entendu parler du *Charlatanisme démasqué* et vanter *l'impartialité de son auteur*, proposa de consulter l'ouvrage afin de pouvoir porter un jugement plus équitable.

Les bonnes choses sont si rares qu'ils eurent de la

peine à s'en procurer un exemplaire ! Cependant un adepte, soit mécontentement, soit ingratitude, soit enfin qu'il désirât prouver à ces bons parens que la malade était morte *pour n'avoir pas assez expulsé, par la purgation, le germe de corruptibilité qui était en elle,* leur prêta celui qu'il prétendait n'avoir obtenu que par grace, quoiqu'il l'eût bien payé.

Ils y virent d'abord que ce livre *avait été composé à la hâte,* quoiqu'il fut à sa seconde édition.

Qu'il est un maître plus savant qu'Hippocrate; que ce maître est la théorie appuyée sur l'expérience, c'est-à-dire *la curative.* D'après ce qui était arrivé à leur parente, cela leur parut un peu suspect; ils froncèrent le sourcil.

Ils apprirent, dans le second chapitre, *qu'il y a un homme qui a pris la nature sur le fait, lequel a dit gravement aux médecins: Tant que vous n'expulserez pas le germe des humeurs gâtées et pourrissantes, vous ne guérirez jamais personne.* Ils ne purent se décider à le croire d'après l'assurance donnée par M. Leroy, *que c'est l'auteur de la nature qui a placé dans l'homme ce germe de corruption.*

Ils passèrent au troisième chapitre, dans lequel l'auteur veut prouver que les médecins ont essayé de *substituer de vaines terreurs au sentiment de la santé; ont élevé entre eux et la vérité, une haute muraille de séparation,* et dans lequel il les apostrophe en leur disant: *Vous êtes bien les maîtres de la haïr, mais non de la persécuter, non de la détruire, non de l'anéantir.*

Ces bons parens, qui, un instant auparavant, regrettaient qu'aucun médecin n'eût combattu la doc-

trine de M. Leroy, qui se sentaient même quelque velléité
de les accuser de ne l'avoir pas fait dans l'espoir de voir
bientôt augmenter le nombre des malades, se regardèrent
tout ébahis.

Le chapitre quatre, malgré le langage plaisant qu'on
y prête aux médecins, malgré les plaintes comiques
qu'on y fait de ce que, au sujet de la mort d'un nommé
Jolivet, on ait prodigué *les épithètes d'empirique et de
charlatan, saupoudrées d'une dose d'expansion phi-
lantropique ;* malgré l'offre, qu'à l'instar d'Ailhaud,
fait M. Leroy, *de guérir, à tout venant, les malades
des hôpitaux*, ne pouvait les faire revenir de leur
étonnement. La fin du chapitre où l'on fait parler
des malades, prétendus guéris, comme des énergu-
mènes; où on assure qu'à l'ouverture du corps de
Jolivet *on n'a pu voir qu'un cadavre*, les dérida tant
soit peu, et leur bonne humeur se prolongea pendant la lecture du chapitre suivant, où l'on affirme
*qu'il est rare de voir des hommes qui ont le bon
droit de leur côté, se laisser aller à ces mouve-
mens impétueux, à ces injures grossières qui décèlent
le motif secret d'une passion haineuse ; qu'un livre
écrit avec une plume passablement taillée, ne peut
sentir le charlatanisme si on en fait hommage aux
représentans d'une grande nation.*

Quand ils en furent à l'endroit où il est dit *qu'on
voit quelque chose qui approche du charlatan dans
ces hommes qui possèdent au suprême degré le talent
de se faire prôner ; qui parlent pompeusement d'eux-
mêmes et de leurs prétendus succès*, ils se regardèrent
en souriant, et convinrent unanimement que M. Leroy
ne pouvait l'être, parce qu'il ne se faisait pas prôner

du tout, et que jamais il n'avait parlé de lui ni de ses succès.

Le chapitre six ne leur parut pas si plaisant; ils allèrent même jusqu'à soupçonner l'auteur de manquer de charité. *Que les médecins n'offrent aucune garantie, soit. Que ceux qui exercent la médecine clinique ne vaillent pas les autres, consultans et écrivans, cela se conçoit, disaient-ils, si tous ceux qui écrivent, écrivent comme M. Leroy.* Mais les accuser de n'avoir point de religion..... mais attaquer toute la jeunesse qui se dévoue au soulagement de l'humanité, cela n'est pas bien. Heureusement que ce chapitre finit par cette conclusion facétieuse, *que si on ne suit pas la méthode de M. Leroy, on mérite que les morts fassent retentir, nuit et jour aux oreilles, ces paroles terribles : Vous n'avez pas guéri, vous avez tué.*

Arrivés au chapitre sept, ils ne furent pas médiocrement surpris de voir *que parce que les médecins se tourmentent pour empêcher la vérité d'entrer dans les maisons dites à portes cochères*, l'auteur apostrophât à ce sujet les gens riches, comme s'ils n'étaient pas assez à plaindre de ne pouvoir connaître les vérités qu'il proclame. Du reste, ils crurent entrevoir pourquoi M. Leroy s'est décidé à n'écrire que pour le peuple.

Le huitième chapitre leur parut insignifiant : il traite de l'indifférence de la plupart des hommes, sur les moyens de conserver leur santé, ou de la recouvrer après l'avoir perdue, et deux pages y sont consacrées à répéter l'épigraphe de la curative en d'autres termes, chose qui aurait pu leur paraître hors de propos, si cette épigraphe, ainsi conçue : *avec sa curative, on peut avoir son médecin chez soi*, n'eût présenté à leur esprit un sens tant soit peu équivoque.

Le neuvième et dernier chapitre, destiné à prouver la nullité des moyens employés par le plus grand nombre des praticiens dans les maladies aiguës, leur expliqua, d'une manière assez satisfaisante, pourquoi tous ceux qui en sont attaqués n'en meurent pas.

Fatigués de l'examen, ces messieurs remirent au lendemain le jugement qu'ils avaient à porter ; et, après une très-courte discussion, ils s'accordèrent à penser *que c'est le même homme qui a écrit la curative et le Charlatanisme démasqué ; qu'en conséquence, l'un ne peut servir à faire juger l'autre ; que quant à celui-ci, il n'y a aucun moyen de le rendre utile, que de l'intituler :* Le Charlatanisme se démasquant.

SONGE.

Un journaliste, il y a quelque temps, inséra dans son journal un article par lequel on semble révoquer en doute l'existence du bon Pelgas ; il y est dit, à peu près, entre autres choses, *qu'on en demande bien pardon à M. Leroy, mais qu'on n'a jamais entendu parler de son beau-père.* Les vives réclamations auxquelles l'article donna lieu effrayèrent le journaliste au point qu'il en perdit le sommeil pendant quinze jours, au bout desquels la nature reprenant le dessus, il s'endormit et rêva qu'il voyait un homme armé d'un long scapel, qu'il prit d'abord pour un poignard ; il lui sembla qu'il lui disait d'un ton dur : *Me reconnaissez-vous?* et que, sans lui donner le temps de répondre, il continuait ainsi : *Je suis le citoyen Pelgas, de mon vivant officier de santé après avoir été maître en chirurgie et reçu dans plusieurs collèges. J'ai demeuré à Nantes, île Feydeau, quai Turenne, n° 13, près Bon-Secours.*

Comment se fait-il que vous n'ayez jamais entendu parler de moi ? Quoi ! vous, journaliste, ignorez que je suis l'auteur du livre intitulé de la Médecine naturelle, ou la connaissance de soi-même !!! Que n'interrogiez-vous la population de Nantes ? vous auriez indubitablement su, par les petits - neveux de mes contemporains, à qui leurs grands-oncles n'ont pas manqué de le raconter, que j'ai fait des merveilles dans cette ville, où j'étais connu pour la guérison des maladies réputées incurables. Si vous vous fussiez procuré le livre dont je vous parle, vous y auriez vu que j'ai dit, il y a long-temps, que la médecine était encore un secret dont chacun voulait parler et que personne ne connaissait.....

..... Que si on connaissait la cause des maladies et les effets de la médecine, on se ferait guérir de toutes les maladies indistinctement.....

..... Qu'on guérirait même les femmes enceintes, et que presque tout le monde ne mourrait que de vieillesse, ce qui, à l'immortalité près, nous replacerait, vous le sentez bien, dans l'état où nous étions avant le péché de notre premier père.....

..... Que, pour préserver l'embryon de la corruption, il faut purger au besoin une femme enceinte...

..... Que si on purgeait à propos, dans les accouchemens, on conserverait la vie à bien des êtres qu'on massacre inhumainement par des opérations trop téméraires et déraisonnées....

.... Qu'Ailhaud n'a fait tant de miracles avec ses poudres, que parce qu'elles étaient purgatives; qu'Yroéne l'a singé avec les siennes, que parce qu'elles faisaient à peu près le même effet.....

..... *Que c'est à tort qu'on révère encore Hippo-*
crate, et qu'il a acquis le nom célèbre du prince de
la médecine; car il n'avait que de très-faibles con-
naissances, puisqu'il ne connaissait pas la circula-
tion du sang.....

..... *Que la quantité du sang fait l'embonpoint,*
la force, la joie et la santé..... Il est vrai qu'Ailhaud
l'avait dit avant moi, dans les mêmes termes; mais
il est des choses qu'on ne saurait trop répéter.....

..... *Que le sang ne fait qu'un tout avec la peau,*
la chair, les os et les esprits.....

..... *Que quand on croit aux coups de sang, c'est*
supposer que le sang se donne des coups à lui-même;
qu'on ne voit guère de fluide se casser les os.....

..... *Que le talent de guérir est encore proscrit et*
a toujours été défendu.....

..... *Que si les médecins savaient guérir, les char-*
latans ne professeraient pas la médecine.....

..... *Qu'il serait à propos que bien des médecins*
devinssent muets, pour conserver leur réputation.....

..... *Qu'il est plus aisé d'empoisonner que de dé-*
sempoisonner.....

..... *Que l'estomac des bœufs serait trop délicat*
pour digérer les jus d'herbes.....

Vous y auriez encore vu *que malgré que toutes les*
maladies aient la même cause, elles ne peuvent se
guérir qu'avec une infinité de remèdes différens.....

..... *Qu'on ne doit jamais se médicamenter sans*
besoin.....

..... *Que l'éméthique est infiniment trop violent*
pour les sept huitièmes des tempéramens.....

..... *Que les productions de la terre sont des dro-*
gues, etc, etc.

Le journaliste, un peu remis de la frayeur qu'il avait éprouvée d'abord, l'interrompit en cet endroit, pour lui observer que son gendre, M. Leroy, paraissait peu d'accord avec lui sur beaucoup de choses essentielles, et pour lui demander ce qu'il pensait du développement que celui-ci a donné à sa doctrine. A cette question, il sourit et allait répondre, lorsqu'on frappa à la porte du journaliste qui s'éveilla.

VŒU EXAUCÉ.

Ce qui précède était écrit depuis quelque temps, lorsqu'on a distribué, avec profusion dans le public, une lettre de M. Cottin, gendre de M. Leroy, dans laquelle celui-ci déclare s'unir à son susdit gendre pour engager toutes les personnes *qui ont apprécié sa méthode et celles qui l'apprécieront par la suite des temps, à donner à cette lettre toute la publicité que commandent l'amour de la vérité et la haine de l'imposture.*

En notre qualité de juste appréciateur de cette méthode, nous allons obtempérer, autant que nous le pouvons, au vœu de M. Leroy en donnant ici une espèce d'analyse de cette lettre.

Elle est du 15 avril 1822.

C'est *M. Cottin, pharmacien à Paris, rue de Seine-Saint-Germain, n° 49,* qui écrit,

A toutes les personnes qui verront ou liront la présente lettre.

Au salut près que M. Cottin a omis, on ne sait trop pourquoi, cela commence comme une ordonnance royale.

M. Cottin retrace d'abord un avertissement salutaire donné par l'auteur de la Médecine curative, dans plusieurs éditions de cet ouvrage et notamment dans la deuxième. Il assure *qu'en le retraçant, il ne fait que* céder aux nombreuses demandes qui lui en sont adressées de divers endroits.

Cet avertissement avertit, *que la cupidité et la fraude s'accordent merveilleusement avec l'envie de nuire, au succès de la méthode nouvelle de guérir.*

Il avertit, *que rien n'est sacré pour des hommes sans délicatesse ; que les uns achètent les bouteilles vides qui ont contenu les médicamens du pharmacien Cottin, en possession depuis long-temps de préparer les évacuans de la méthode, et les remplissent d'une composition quelconque ; que les autres contrefont les étiquettes et la signature de ce pharmacien pour répandre, dans le public sous son nom, des médicamens suspects.*

Il avertit *les personnes qui préféreront le pharmacien Cottin à tout autre, de s'assurer de la pureté des voies intermédiaires pour se procurer ses médicamens, si elles ne peuvent les tirer directement de lui.*

Il avertit encore, *que plusieurs plans d'attaque dirigés contre la médecine curative, sont mis à exécution aux fins, sans doute, que leurs auteurs se proposent ; que leurs ruses sont assez adroitement masquées, et leur astuce non moins habilement déguisée . . . . . . ; qu'ils ne veulent pas faire la guerre à leurs dépens, car ils se font payer.*

Il avertit, enfin, *que la coalition a résolu de marcher à l'ombre de la réputation de la médecine curative... ; qu'en se traînant sur ses pas, elle a compté sur l'ignorance, l'ingénuité, la préoccupation, ou l'aveugle confiance d'une portion du public, pour faire son profit de quelques parties détachées de cette réputation,* etc.

M. Cottin termine en assurant *qu'il continuera, ainsi que par le passé, à s'efforcer de contenter les* personnes qui sauront distinguer sa qualité de seul enfant de l'auteur, et par conséquent intéressé à propager et à défendre sa méthode, probablement pour sa plus grande gloire, et le plus grand bonheur de l'humanité.

Nous laissons au lecteur le soin d'apprécier le but de cette lettre, et de décider s'il serait vrai, *qu'en se traînant sur les pas de la réputation de la médecine curative, la coalition a compté sur l'ignorance, l'ingénuité, la préoccupation ou l'aveugle confiance d'une portion du public.*

Nous lui laissons aussi celui de deviner ce que M. Cottin entend par *les parties détachées de la réputation de la médecine curative.*

I-MITATION

D'UN APPEL A LA CRÉDULITÉ (1).

MESSIEURS ET DAMES ,

De toutes les *attentions* qui se *présentent* à l'homme dès son entrée dans le monde, la plus importante est sans doute celle qui regarde la conservation de son être : je veux dire la santé ; car, *si elle vient à languir, n'est-il pas vrai que tout languit avec elle? et si elle se détruit, tout ne périt-il pas aussi?* On a été si con-

______

(1) Ce chapitre est entièrement extrait du livre d'Ailhaud ; on n'a fait que supprimer ce qui a paru inutile au sujet, et indiquer, par des caractères différens, les choses remarquables en elles-mêmes, ainsi que celles propres à prouver que M. Leroy n'a rien inventé.

vaincu de cette vérité, dès le commencement du monde, qu'on a cru devoir s'appliquer à la conserver et à l'augmenter, *qui d'une façon*, *qui de l'autre*, chacun par la route qui lui a paru la plus convenable.

Mais ils ont tous erré dans le principe, dès lors qu'ils ont voulu troubler ou même toucher à l'ouvrage toujours admirable de la nature. *Cet ouvrage est l'ouvrage* d'une intelligence supérieure, à laquelle *il est bien permis de rendre hommage*, mais sur laquelle *il ne fut jamais permis de vouloir dominer.*

Les médecins *peuvent bien*, et même *doivent* être ses *spectateurs*, ses *admirateurs* et ses *ministres; mais jamais ses perturbateurs, jamais ses lacérateurs, jamais ses tyrans.*

Quel est donc l'office du médecin ? C'est *d'ôter* tout ce qui s'oppose à l'opération de la nature, qui, d'elle-même, a tout ce qu'il faut pour se réparer, et qui se réparera dès-lors qu'on lui aura *ôté* tout ce qui l'incommode et l'empêche de continuer le cours admirable de ses opérations, prescrit par son auteur. *Removere prohibens*, c'est-à-dire, *ôter ce qui empêche. Voilà*, dis-je, *l'unique office du médecin.*

La guérison de la plupart des maux a été jusqu'ici, selon la pratique commune, glorieusement dévolue à la saignée; *erreur intolérable, que ne puis-je te chasser de ma patrie, et te bannir absolument de la pensée des hommes ! Qui t'a enfantée, erreur funeste ? C'est sans doute une autre erreur plus ancienne, qu'on n'a pas aperçue, et sur laquelle on s'est aveuglé; savoir : que les maladies sont dans le sang, ou prennent leur origine du sang.*

Le sang est parfaitement distingué des humeurs; il est beaucoup plus subtil, beaucoup plus léger, beau-

coup plus agile, beaucoup plus chaud, beaucoup plus pur qu'elles; fourni par la nature, il est destiné à se répandre dans toutes les parties du corps, pour l'animer, le vivifier, le nourrir et pour servir à ses végétations internes et externes.

Cela étant une fois aperçu, *très-attentivement exa-miné et profondément pénétré*, vous devez comprendre, messieurs et dames, *quelle est sa nature, sa subtilité, sa pureté; quelle est l'uniformité de ses parties; quelle est son union; quelle est sa transcendance; quel est son épanchement dans tout le corps;* vous comprendrez, enfin, *quelle est son incorruptibilité*, c'est-à-dire, que si le sang commence à se corrompre, à tomber en dissolution, en coagulation, c'est fait du malade; que s'il est corrompu, il n'est plus sang.

Ainsi, vous voyez que quand je l'appelle *incorrupti-ble*, c'est par comparaison aux humeurs, qui sont beaucoup plus *corruptibles, plus crasses, et moins uniformes dans leurs parties;* comme on appelle *in-corruptibles* le diamant, l'or, le cèdre, etc., quoiqu'abso-lument toutes ces choses soient sujettes à *corruption;* comme on dit communément que l'air, le feu et autres sont *incorruptibles, quoique mixtes et divisibles en parties si petites qu'elles ne sauraient faire les mêmes fonctions, et conséquemment corruptibles.* Ce n'est donc pas dans le sang qu'il faut chercher l'origine de votre mal, quel qu'il puisse être; vous ne la trouverez que dans les *humeurs qui ont manqué de se filtrer par les conduits que la nature leur avait tracés:* dans ces *humeurs grossières, altérantes, enflammantes, véni-meuses, pestiférées, qui sont restées dans votre sang, qui l'ont troublé, qui se sont mêlées avec lui, qui ont rendu son mouvement trop précipité ou trop tardif, et qui, par là, l'ont dérégté dans le premier cours de ses opérations.*

L'infection s'y est répandue jusqu'à ses extrémités; des obstructions, des dépôts, des virus, des poisons, en un mot, des ordures se sont engendrées, mélées, collées en quelqu'endroit, et peut-être partout.

Voūs vous plaignez *tantôt de l'estomac, tantôt de la poitrine, tantôt de la tête, des yeux, des dents, du ventre, des bras, des jambes, etc.* ; à tous ces différens maux, quel remède? La machine de votre corps es délicate: si vous avez recours à des remèdes violens, je ne réponds pas qu'elle ne se brise. Nous ne la voyons que par le dehors; *nous ne savons ce qui se passe au dedans que par conjecture, que par hasard et à tâtons.* Déjà vous tremblez pour elle, peu s'en faut que vous ne désespériez.

Mais consolez-vous; l'auteur de la nature, qui ne vous a donné *qu'une bouche pour recevoir*, vous a donné *plusieurs issues pour rendre*, et entr'autres *une principale*, par où toute l'ordure qui vous accable *peut directement ou indirectement s'evacuer, vous laisser dans votre première propreté, et vous rendre ainsi la santé.*

Commencez donc, pour vous guérir, à évacuer vos humeurs *par le canal général que la nature vous a donné ;* faites sortir de votre corps *ce fumier qui l'infecte, qui le souille, qui l'empeste,* et, comme *quand le canal général se vide, tous les autres canaux particuliers se vident également,* vous aurez la consolation de voir votre sang reprendre *son large,* sa pureté ; vos plaies se fermer, vos tumeurs, vos ulcères se dessécher, et *votre chair reprendre toute la beauté de la jeunesse.*

Que faites-vous quand vous voulez vous faire tirer du sang ? *Vous attaquez l'innocent, et vous laissez le coupable ; vous chassez de votre ville les bons citoyens, et vous laissez les ennemis qui l'attaquent. Que diriez-vous d'un homme qui, pour rendre à son vin sa première bonté, commencerait à le tirer et à le jeter par terre ? que diriez-vous d'un autre qui, pour rendre à son bassin d'eau sa première netteté, commencerait à en tirer l'eau et à la jeter ?*

Combien plus sagement n'agit pas celui qui tâche d'ôter la lie de son tonneau et l'ordure de son bassin ?

Ainsi, agirez-vous sagement vous-même quand, *par par un purgatif tel que celui que je vais vous proposer,* vous évacuerez les humeurs qui dérangent l'économie des opérations de votre sang et la santé de votre corps ; et si, pour achever de vous convaincre, il ne fallait *qu'un petit détail* des maladies les plus connues et les plus opiniâtres, que n'aurais-je pas à vous dire *des fluxions, péripneumonies, inflammations de poitrine, toutes si communes, si générales, si renaissantes à chaque entrée de l'hiver ?* D'où vient la diversité de ces fluxions, sinon de l'abondance des humeurs qui les produisent sur les différentes parties du corps où elles se déposent ? d'où vient même la longueur et l'opiniâtreté des rhumes et de ces sortes de fluxions, *sinon de ce que vous n'êtes pas exacts et constans à vous purger et à vous bien purger ?* d'où viennent les vertiges ? *ces vertiges qui se transfigurent en tant de manières,* qui ont *épuisé la médecine,* et qui deviennent si communs ; *qui sont si affligeans pour ceux qui les ont, et qui ne paraissent que des visions à ceux qui n'en ont point.* D'où viennent-ils, que des humeurs non filtrées et arrêtées dans le sang, lesquelles le troublent dans sa libre circulation, par les obstructions et mauvais levains qu'elles causent. De là *procède le trouble et la confusion des esprits animaux ; de sorte que, ces esprits n'ayant pas un cours régulier dans les nerfs*, il arrive aux facultés *visive et motrice d'être souvent vacillantes ;* de manière que les malades *chancellent, tombent, et ont assez souvent les yeux obscurcis par d'épaisses ténèbres.* C'est là la véritable cause des vertiges, et jamais le sang lui-même.

Que peut-il donc y avoir de plus salutaire pour les guérir, que d'user d'un purgatif *tel que le mien,* qui, *par sa vertu, donne la fuite aux humeurs non filtrées* et arrêtées, et détruit peu à peu les obstructions et mauvais levains qui en sont la source. Mais comme pour l'ordinaire *les obstructions* qui causent les vertiges sont presque toujours *desséchées et adhérentes aux viscères,* on doit, dans pareil cas, continuer l'usage du purgatif, *jusqu'à ce que, par sa vertu, il ait fondu et détruit toutes ces obstructions ;* qu'il ait *donné une entière fuite aux mauvais levains* qui en sont la source, et qu'il ait rendu au sang et aux esprits leur premier dégagement et leur libre cours.

Quelle merveille, dira - t - on ! et pourquoi tant se récrier quand je dis *que mon purgatif est un remède qui ôte et détruit la cause de tous les maux ?* Est-on si peu raisonnable que de s'imaginer que je veuille dire que mon purgatif préserve *d'une chute, d'un coup de fusil, d'un poison, et autres maux accidentels ?* peut-on s'imaginer que je veuille détruire la médecine, *moi qui apprends l'art de la rendre plus sûre, plus infaillible ?* prétend-on que je pense à abolir la chirurgie, parce que je dis que la saignée est nuisible ? *La chirurgie n'a t-elle donc à faire que des saignées ? ne lui reste-t-il pas encore des plaies, des fractures, des dislocations, l'opération de la taille* de *la fistule, du trépan, etc.* Il est vrai *que* mon *purgatif sera toujours une salutaire préparation à toute ces opérations; il est vrai qu'il favorisera toujours la guérison de toutes les plaies.* Est-ce détruire un art, que de favoriser l'effet de ses exercices ? *Est-ce anéantir la pharmacie, que d'opiner si fortement pour les purgatifs ?*

Qu'on cesse donc de se récrier'; qu'on dépose tout préjugé; qu'on laisse triompher la vérité, et qu'on rende d'immortelles actions de grâces à Dieu, à ce père des lumières, de qui dépend tout don parfait; car ce n'est ni d'autrui, ni de moi-même, mais de lui seul, que j'ai pu recevoir une telle connaissance.

Il est vrai que mes propres infirmités ont donné *lieu* ou *occasion à une si grande faveur, aussi bien que les infirmités de mes parens, de mes frères, de mes sœurs, et autres de ma famille,* qui, tous accablés de différens maux, ont bientôt fini leurs jours, *n'étant resté que moi, jeune médecin, héritier de la maladie paternelle, et traînant une vie fort languissante.* Je m'appliquais cependant à l'étude de la médecine, et j'avais un grand désir de trouver un véritable remède à mes infirmités. *J'ai eu des maîtres très-savans, d'une grande sagesse et d'une belle érudition;* je les suivais comme pas à pas; mais revenu à moi-même, et *endoctriné par ma propre expérience,* je pris la voie des purgatifs, à laquelle ils préféraient celle de la saignée, et peu à peu, *par la grâce de Dieu,* j'ai enfin connu que *ce n'était pas du sang que venaient les maladies, mais des humeurs qui le déréglaient.* Dès-lors je m'appliquai avec une grande attention à la composition de mon purgatif; et, par ma propre expérience et par une infinité d'autres, *j'eus le bonheur de la porter à un si haut point de perfection,*

que, m'anéantissant en la présece de Dieu, je crus cer-
tainement que c'était une grâce singulière dont il voulait
favoriser les hommes.

Dans la composition de ce purgatif n'entrent aucunement *les poudres chimiques : ce sont les fruits de la terre,
les seules richesses des campagnes, les doux alimens de
l'homme,* qui, par une distribution convenable, *de plusieurs peu, font un beaucoup ;* c'est de quoi vous pouvez
être bien assurés.

*Prenez-le donc volontiers, prenez-le sans crainte ; c'est
par son usage que moi-même, quoique dès ma naissance
faible et infirme, j'ai eu le bonheur d'arriver à l'âge de
quatre-vingt-un ans, plein de santé, père d'une nom-
breuse et forte famille ; à présent même, par la grâce
de Dieu, plein de-vie et de santé, et je ne leur ai jamais
donné d'autres remèdes, je n'en ai jamais pris d'autres
moi-même, pour quelque maladie que ç'ait été.*

Ici l'empyrique fit une pause,..... non pour
reprendre haleine, car le purgatif avait fortifié
ses poumons d'une manière extraordinaire ;....
non pour se recorder, il était si plein de son
sujet que sa verve était inépuisable, mais pour
répondre à l'empressement des podagres accou-
rus en foule, et qui, sur la pointe des pieds, le
corps penché en avant, l'œil fixe, la bouche
béante, le bras tendu, se disputaient à qui échan-
gerait le premier son argent contre le baume de
la vie.

Après avoir distribué force bouteilles, et rempli l'énorme poche en cuir qu'il portait sur le
ventre, il reprit ainsi :

Messieurs et Dames,

Je répondrais mal à la confiance dont vous m'honorez, si je ne vous indiquais l'usage du purgatif.

Comme j'ai déjà démontré suffisamment que *toutes les maladies viennent des humeurs viciées, et jamais du sang,* il me semble qu'il serait hors-de propos d'insister et de prouver que la *saignée est inutile; qu'elle n'est pas naturelle, qu'elle est même pernicieuse.* Mais, me direz-vous, ne serait-ce pas toujours un bien de faire une saignée, qui sera comme une préparation au purgatif, relâchant, en attendant, les vaisseaux, et suspendant, au moins un peu, les irruptions. Je réponds qu'il est vrai que quelquefois ces saignées ont réussi; mais à quel épuisement n'ont-elles pas réduit le malade ! *à en permettre, je n'en voudrais aventurer qu'une ou deux, pour contenter ceux qui, absolument et à tout prix, en veulent; mais mon véritable sentiment est que cette prétendue préparation n'est aucunement nécessaire,* soit parce que la saignée, d'elle-même, n'est *ni opérative, ni sanative;* soit parce qu'en affaiblissant le malade, elle peut encore affaiblir l'effet même du purgatif, qui ne pourra alors si bien agir s'il trouve la machine trop épuisée. *Ainsi, j'espère que chacun pensera sérieusement à conserver son sang.*

Je le répète, il n'y a qu'une cause générale de toutes les maladies : *ce sont les humeurs viciées.* Il ne faut donc que les *évacuer,* selon le besoin de la nature. C'est l'effet que produit *mon purgatif, que je propose à tout malade, selon son besoin et selon l'opiniâtreté de la maladie.* Je le propose avec d'autant plus de confiance, que je suis assuré, par des expériences innombrables, *qu'il est le remède le plus efficace, le plus prompt et le plus doux,* ce que je vais démontrer.

Mon purgatif est le remède le plus efficace pour toute maladie.

Cette proposition paraît d'abord étrange, parce qu'on ne veut pas s'ôter de l'esprit les préjugés dans lesquels on a été nourri, et qu'on ne veut pas se mettre en tête *qu'il y a une cause générale de toutes les maladies, comme je viens de vous le démontrer.* Mais, Messieurs, faites-moi la grâce de me suivre dans mon raisonnement, et, *si je me trompe, montrez-moi mon tort : non pas par des vétilles, des chicanes, mais par des raisons plus solides, des vérités plus constantes.*

Dites-moi, s'il vous plaît, vous qui faites un véritable usage de votre raison, *quel est le médecin qui a un si grand intérêt de guérir son malade, que la nature en a de se guérir elle-même ?*

Quel est le médecin qui connaît si bien le mal de son malade, que la nature connaît et sent le sien propre ?

Quel est le médecin qui, pour guérir son malade, a une aptitude égale à celle qu'a la nature pour se guérir elle-même ? Il faudrait, pour cela, qu'il eût celle de convertir le chyle en sang, et le sang en solide.

Quel est enfin le médecin qui a une inclination à guérir son malade égale à celle qu'a la nature à se guérir elle-même ? Je pense que vous conviendrez aisément qu'il ne fut jamais un tel médecin.

Or, dans cette conjoncture, *où le médecin ne saurait être ni si intéressé, ni si éclairé, ni si habile, ni si incliné à guérir*, qu'a-t-il donc à faire? Est-ce de s'ingérer dans les opérations de la nature, *en voulant lui donner des issues nouvelles par des ouvertures de veines, par des cautères, par des ligatures, etc.? est-ce de l'agiter, de la troubler, de la violenter, en quelque manière que ce soit?* Qui ne voit la témérité, qui ne la condamnerait ?

Qu'a donc à faire le médecin, que de contempler et seconder la nature, *en lui ôtant tout ce qui peut l'embarrasser, l'inquiéter, la troubler, et en lui administrant ensuite une bonne et proportionnée nourriture, capable de réparer ses forces, afin qu'elle puisse soutenir et continuer ses mêmes opérations.* Or, c'est là *justement l'effet de mon remède: removere prohibens, ôter ce qui empêche.*

C'est ce que mille et mille expériences ont déjà prouvé; *c'est ce que j'offre à tout moment de prouver sur tout malade; c'est ce que j'ai demandé à prouver dans de pleines salles des hôpitaux; c'est ce qu'un grand nombre d'attestations que j'ai en mains et que je suis toujours prêt à montrer, confirment évidemment.*

Ai-je donc tort de dire *que mon remède est le plus efficace? Que risque-t-on avec lui? Il ne touche pas à l'ouvrage de la nature, il ne fait que lui ôter ce qui l'embarrasse, et il l'ôte effectivement;* il ne touche pas aux forces du malade, *il ne fait que lui ôter ce qui l'accable, et il l'ôte sans douleur; il ne lui ôte pas la nourriture; au contraire, dès-lors qu'il a évacué les ordures, il le met en état de faire un bon chyle, le chyle un bon sang; et c'est le bon sang qui, de lui-même, étant balsamique, guérit tous les maux, répare toutes les pertes, et lui rend sa première vigueur.*

Dites, après cela, que *mon purgatif n'est pas efficace; qu'il n'est pas le meilleur remède qui ait été découvert depuis que les hommes ont commencé d'être malades, et celui qu'on peut prendre avec plus de sûreté.*

Mon purgatif est *le plus prompt remède* qu'on puisse employer contre toute maladie.

Mes propositions sont si nouvelles , et présentent d'abord une idée si contraire aux préjugés dans lesquels on est élevé, qu'il me semble toujours voir des gens qui se rebutent d'entendre mes raisons ; les uns parce qu'ils ne discernent pas ce que nous appelons proprement maladie, *confondant par inadvertance ou par ignorance,* sous ce nom, *blessures, ruptures, dislocations, peur,* et autres semblables accidens qu'on appelle très-improprement maladies. Les autres, parce qu'ils sont si prévenus en faveur de la saignée, que rien ne peut *la déplacer de leur esprit.* L'idée des inflammations , apoplexies, *et autres semblables,* se présentant d'abord à eux, *les confirme si fortement dans leur prévention, qu'il n'est plus possible d'y trouver place pour la vérité.*

Quelle erreur de vouloir être plus sage que l'auteur de la nature ; de vouloir tracer à celle-ci de nouvelles routes, comme si les siennes n'étaient pas sagement établies ! Quelle erreur de vouloir, en dépit du bon sens, aux dépens souvent de sa propre vie, appeler *remède* ce qui est *nuisible ; remède prompt* ce qui retarde *la guérison ; remède grand et admirable* ce qui *tue* la plupart des malades.

Peut-on, en effet, appeler la saignée un remède ,

elle qui, diminuant le volume du sang, diminue les forces du malade ? peut-on l'appeler *un remède prompt*, elle qui donne lieu à *l'ennemi de se fortifier*, je veux dire aux humeurs de prendre sur le sang un plus grand empire ? donnera-t-on enfin le nom de *grand et excellent remède* à cette opération qui, *affaiblissant les malades, les fait souvent périr, et à laquelle, si les plus forts résistent, ils ont à essuyer une longue convalescence qui les conduit quelquefois à traîner une vie mourante.*

Telle est cette saignée tant vantée ; cette saignée, invention de l'homme aveuglé ; moyen doux et efficace pour travailler, sans s'en apercevoir, à la destruction insensible du genre humain.

Combien *plus doux n'est pas un remède* que le créateur a répandu sur les productions de la terre ; *qu'il a enseigné par l'instinct des animaux ; qu'il a préconisé dans les écritures ; qu'il avait appris à Salomon, et à qui il a tracé, dans l'homme même, une route de tous les jours.*

Tel est *tout remède purgatif. Nier ce principe, c'est renoncer à la nature même.*

Or, parmi les purgatifs, le mien a ces avantages, savoir : *d'opérer toujours, d'opérer quelquefois dans une heure, quelquefois dans deux, quelquefois dans trois, plus ou moins, suivant le tempérament du malade et la force de la maladie ;* et cela sans le tracasser, sans ébranler toute la machine de son corps, *comme certains autres purgatifs qui sont en usage ; sans corroder ni l'estomac ni les boyaux,* ni aucune autre partie du corps ; opérant *toujours doucement, toujours heureusement, s'il y a espérance,* et jamais avec le moindre danger ; toujours *en ami de la poitrine.*

*Où aller chercher, après cela, un remède meilleur
et plus prompt ?* Est-ce guérir promptement, que d'é-
puiser promptement un malade, et de le précipiter dans
un abattement d'agonie ? N'est-ce pas ce que font
tous les autres purgatifs violens ; tous ces poisons réels
dont on se sert si souvent ? est-ce d'ailleurs guérir
promptement un malade, que de lui donner de ces
petits purgatifs qui ne font qu'emporter *les grosses
matières,* et qui laissent toujours *les levains des
fièvres ;* je veux dire *les obstructions desséchées et
anciennes, les humeurs tenaces et gluantes qui les
entretiennent.*

Le mien *emporte tout, dissout tout,* va partout porter
ses salutaires impressions ; il n'est mal si invétéré qui
ne cède, *autant qu'il est possible, à sa bénignité et
à sa force.*

C'est ce que j'ai expérimenté mille et mille fois ; *c'est
ce que prouvent les lettres que j'ai reçues, et que je
suis prêt à communiquer.* Que veut-on davantage pour
prouver la bonté et la promptitude d'un remède ?

On m'a donné avis, il y a quelques années, que mon
purgatif ressuscitait des anciennes maladies qu'on croyait
guéries et dont on ne se plaignait plus, et on m'a cité
pour exemple , une migraine, une gonorrhée, une
fièvre, etc. ; on a même ajouté que certaines gens sai-
sissaient ces momens et ces occasions pour le décrier.
Je n'ai pas été surpris de l'avis, *moi qui sais que mon
purgatif ne laisse rien dans le corps d'imparfaite-
ment guéri ;* mais j'ai été bien charmé d'apprendre en
même temps *qu'en réitérant mon purgatif,* trois prises
avaient absolument guéri *ces maladies ressuscitées,* et
avaient fait taire ces personnes *ou alarmées ou malignes.*

Et c'est ainsi qu'il faut faire, en toute occasion ,

quand quelque mal se réveille, quand il change de nature, quand il ne cède pas d'abord ou qu'il semble
s'irriter. *Je ne saurais assez le dire et le répéter, il
faut, sans crainte, réitérer le purgatif : c'est le vrai
moyen de tout guérir et de déraciner tout mal.*

Enfin on trouve dégoûtant et dispendieux un remède
qu'il faut réitérer si souvent ; mais qu'on fasse attention
qu'il est bien plus ennuyant d'être malade, qu'il est
bien plus dégoûtant de ne pouvoir agir, et de se consu-
mer souvent inutilement, et, *peut-être dangereusement,*
en remèdes *violens ou amusans.*

D'ailleurs, si mon remède était *plus prompt,* il ne
serait pas *aussi doux ;* ses effets ne seraient pas aussi
certains, et il ne guérirait pas aussi radicalement. *Sa
réitération prouve sa bonté, sa bénignité et même
son efficacité, comme l'ont éprouvé ceux qui ont été
guéris des maladies les plus invétérées.*

Je ne sais si mon raisonnement plaira à tout le
monde, mais je raisonne à peu près du corps humain,
accablé de maladie, comme d'un *bassin souillé et
rempli de beaucoup d'ordures. Quelque endurcies,
quelque collées, quelque desséchées que soient ces
ordures, ne pouvant les toutes enlever à la fois par
aucun instrument, et craignant de briser mon
bassin, il me semble que je n'ai pas un meilleur
parti à prendre que de lui ouvrir, au bas, une issue
par où l'ordure puisse s'écouler, et y faire couler,
au-dessus, une fontaine claire qui,* par son action et
sa fluidité, *remue, détrempe, entraîne l'ordure, et
laisse mon bassin aussi propre que je le désire.*

Quoique les exemples ne cadrent pas en tout, *autrement ils seraient des identités,* il suffit qu'ils nous
aident à expliquer ce que nous voulons faire entendre.

Notre corps est une espèce de bassin où circulent les liqueurs qui nous font subsister, et principalement le sang, qui en est la vie et la vigueur.

Ouvrez une fontaine claire au haut de la machine qui *détrempe, qui remue insensiblement et qui entraîne doucement, par le bas, toutes ces ordures.* Je veux dire, *prenez de mon purgatif,* secondez-le par de bons bouillons, aidez-le par de l'eau pure ou légèrement panée : c'est *la fontaine claire :* à mesure que les ordures *s'écoulent et se sont écoulées,* ajoutez une nourriture bonne et proportionnée à votre appétit, sans le surcharger, et votre estomac purifié digérera cette nourriture, formera un bon chyle ; ce chyle se répandra dans votre sang : *c'est la fontaine claire qui va tempérer, animer, nourrir, renouveler ce sang, lui donner la force de faire ses sécrétions, de poursuivre sa route, et de continuer le cours naturel de ses opérations.* Voilà comme votre santé doit se réparer, et comme elle se réparera infailliblement.

Mais il faut du temps pour fondre des polypes, pour désobstruer des glandes, pour entraîner des dépôts, pour *ranimer des paralysies,* pour évacuer des hydropisies, pour détruire des virus, pour combattre et vaincre les mauvais effets du mercure, du quinquina, etc.

Que diriez-vous d'un homme qui, voulant nettoyer son bassin, se rebuterait aux premières vapeurs que les ordures en exhaleraient, cesserait d'y faire couler la fontaine claire, et n'oserait plus les remuer. C'est ce que vous faites quand, aux premières doses de mon purgatif, vous éprouvez quelque changement en vous ou en votre mal ; quand vous voyez, par exemple, ou les fluxions s'augmenter, ou les fièvres changer,

ou les plaies s'altérer, ou des vieux maux ressusciter.
C'est pourtant alors qu'il faut *réitérer le remède*, qu'il
faut achever de résoudre ce qui n'est encore qu'en
mouvement; c'est alors qu'il faut tout espérer, parce
que *c'est l'ennemi qui commence à se mettre en
marche pour vous céder la place*, parce que c'est
l'ordure qui se prépare à sortir du *bassin*, c'est-à-dire
de votre corps.

*Ne vous rebutez donc pas de l'usage de mon pur-
gatif, quelque mal que vous ayiez;* soyez assurés que
jamais il ne pourra vous nuire par lui-même, et que si
vous le continuez il peut faire refleurir votre première
santé, vous guérissant *non-seulement des maux pour
lesquels vous le prenez, mais encore des autres qui
étaient prêts à éclore, et que vous n'aperceviez pas
encore.*

Répondons maintenant aux objections que l'on pourrait nous faire.

Un purgatif, dit-on, dans les inflammations, pleu-
résies, péripneumonies, fièvres ardentes et autres semblables, n'est-il pas irritant? n'augmente-t-il pas les
inflammations? ne donnera-t-il pas occasion à de plus
grandes irruptions, à de plus dangereuses ouvertures,
à des dépôts plus abondans, etc. ?

Je réponds, 1° nullement, parce que *qui ôte ce qui
cause les inflammations, les irruptions, les dépôts,
etc., ne saurait les augmenter; qui détourne, par
exemple, la fontaine qui fait verser le bassin, fait-il
verser le bassin, et le fait-il verser plus abondamment?* C'est la même chose de mon remède; *il ôte* les
humeurs qui causent tous ces ravages, etc.; *donc il
ne saurait les augmenter.*

2° Je distingue, *purger avec ces purgatifs violens*

*qui ébranlent toute la machine, qui picotent l'es-
tomac, qui le violentent, qui l'excitent à des vo-
missemens ; tels sont plusieurs purgatifs dont l'usage
a prévalu, au détriment de la délicate et faible machine de votre corps.* Je l'avoue, ces sortes de purgatifs
causent tous ces ravages ; mais *purger avec mon remède
doux, suave, efficace, je le nie.*

3° Posons que *mon purgatif causât quelqu'émotion :*
elle ne saurait être que très-légère et ne saurait être
nuisible, ou, tout au moins, elle ne saurait causer
qu'un très-petit dommage, qui est bientôt réparé par
le très-grand bien qu'il apporte par l'évacuation ; car
alors tous les vaisseaux se relâchent, les irruptions
cessent, les ouvertures se ferment insensiblement, les
dépôts se dissipent et ne sont plus à craindre.

Mais, me direz-vous encore, quelque doux et efficace
que puisse être le purgatif, n'est-il pas toujours tardif,
et une saignée ne soulage-t-elle pas plus promptement
dans ces sortes d'inflammations, d'irruptions, etc ?

Je réponds, 1° *qu'un purgatif toujours salutaire ne
doit point être appelé tardif.*

2° Que la saignée, qui est toujours nuisible, qui
diminue toujours les forces du malade, et qui donne
toujours lieu au *triomphe de l'ennemi,* je veux dire
des humeurs, cette saignée ne saurait être appelée avec
justice ni un prompt remède, ni même un remède,
et *ne mérite jamais d'être préférée à mon purgatif.*

3° Que mon remède est assez prompt *quand il est
redoublé,* et qu'il est secondé par un grand verre d'eau
ou de thé ; et je suis persuadé que si le sang n'est pas
en état d'être dissous et coagulé (auquel cas la saignée
ne saurait être salutaire, mais plutôt meurtrière), je

suis , dis-je , assuré que *s'il reste la moindre espérance de santé* , la santé reviendra par mon remède.

Vous me direz encore : mais quand on voit sortir un sang qui porte des couleurs jaunâtres , olivâtres , blanchâtres , et autres toutes plus mauvaises , peut-on disconvenir que la saignée n'ait été faite alors bien à propos ?

Je réponds que si vous remuiez les ordures qui se trouvent au fond d'un bassin , ne verriez-vous pas l'eau prendre les mêmes couleurs de ces ordures ? diriez-vous , en conséquence , qu'on ferait bien de tirer cette eau ? Pour moi , je conclus autrement , et je dis qu'il faut séparer les ordures du bassin ; que l'eau reprendra alors sa couleur naturelle , et qu'elle sera encore bonne à boire. Séparez de même les humeurs par mon purgatif , votre sang reprendra sa couleur naturelle , et alors vous jugerez si on aurait bien fait de vous le tirer.

Voici mon raisonnement : je vois un homme qui jette le sang par le nez , par les oreilles , etc. ; voilà une terrible fermentation dans la machine de son corps !

Pour l'apaiser , vous courez d'abord au bras , au cou , au pied , et , par des saignées , vous diminuez la masse de son sang , qui est elle-même tout en mouvement ; vous croyez bien faire : votre malade est soulagé à l'instant , j'y consens ; mais permettez-moi de vous dire qu'il me semble alors *voir un cuisinier qui , voyant verser sa marmite , court à une grande cuiller pour enlever une portion de la liqueur qu'elle contient et la jeter par terre.*

Combien plus sagement ne ferait-il pas, s'il retirait vite le feu qui la fait bouillir ? Il n'empêcherait pas, il est vrai, *que ce qui est versé ne fût versé, ni que ce qui se verse actuellement ne se versât ; il ne l'empêche pas non plus avec sa grande cuiller ; mais n'est-il pas vrai qu'en retirant le feu il mettra un assez prompt et infaillible remède à tout épanchement.*

L'application est évidente : ôtez de même, par mon purgatif, les mauvaises humeurs qui causent vos inflammations, vos irruptions, vos dépôts, etc., et votre sang, dégagé d'elles, reprendra son large, reviendra à son cours naturel, et vous à votre première santé, sans être affaibli par des saignées, ni tracassé par de si violens remèdes.

Je ne me lasse pas d'inculquer cette vérité. *Il me semble alors apercevoir un jardinier qui, voyant verser le bassin de son jardin, court à une cruche pour diminuer la quantité d'eau qui verse, et la jeter par terre.*

Combien plus sagement ne ferait-il pas de vite lâcher *le bondon d'en bas*, particulièrement, si, comme dans le corps humain, il pouvait conserver toute son eau, et en faire sortir seulement les ordures qui en augmentent le volume et en causent l'épanchement.

C'est là *l'avantage que vous avez dans mon purgatif;* par lui, vous évacuerez promptement, efficacement et doucement les ordures de votre corps, qui causent tout votre mal, et vous conserverez votre sang qui est toute votre vigueur. *Est-il rien de plus évident?* Après cela, *qui voudra prodiguer son sang, qu'il le prodigue; je ne puis que le plaindre.*

Mon purgatif est non-seulement le plus efficace, le plus prompt, mais encore le plus doux remède dont on puisse faire usage pour toute maladie.

Cette dernière proposition sera aussi facile à prouver

que les précédentes; quelque voile qu'on veuille jeter sur la vérité, on ne lui ôtera jamais sa force ni sa clarté.

Un remède qui n'a rien de rebutant au goût, qu'on avale avec tant de facilité, qui purge sans douleur, qui purge abondamment, qui nous laisse toutes nos forces, qui nous rend plus agiles et plus déliés, qu'on prend toujours sans danger, avec lequel on peut toujours tout espérer et jamais craindre; qu'on peut prendre et reprendre jusqu'à 40, 50, 60 jours de suite, et plus, s'il est nécessaire, sans jamais ni s'épuiser ni s'affaiblir; avec lequel on peut toujours bien manger, s'il n'y a fièvre, et avec lequel on mange avec appétit; *un tel remède, dis-je, a-t-il jamais eu son égal? en fut-il jamais un plus doux?*

Or, c'est là mon remède; c'est à tous ces traits que je le désigne, parce que c'est à tous ces traits que je le connais, et que l'ont connu ceux qui en ont fait l'expérience. C'est *pour tel* que je le donne, *par toute la probité et la candeur que demandent ma profession, mon âge, mon honneur et ma conscience.*

Mais comme il y a des gens qui portent l'incrédulité trop loin; comme il y en a sur qui les faits ont plus de pouvoir que les raisons; comme, enfin, la voie la plus courte pour persuader est celle des exemples, *je vais faire paraître devant leurs yeux, sinon les malades mêmes, du moins leurs témoignages qu'on ne pourra récuser, soit parce qu'ils sont encore vivans, soit parce qu'il y en a un grand nombre qu'on verra évidemment être à l'abri de tout soupçon.*

Ce n'est pas sans peine que je me détermine à produire des lettres qu'on m'a fait l'honneur de m'écrire, et des certificats que la reconnaissance et la pure vérité ont dictés. Mon système est si clair et si solide en lui-même, mon purgatif est déjà si connu, si préconisé par ses propres effets, que je ne croyais aucunement nécessaire d'avoir recours à une telle preuve.

Je ne le fais donc que pour *surmonter l'incrédulité des uns, condescendre aux sollicitations des autres,* et *pour faire voir à toute la terre combien de différentes sortes de maladies ont été guéries par le même remède, et combien, par conséquent, sont fascinés et aveuglés* ceux qui ne veulent *ni ouïr ni entendre* qu'il y a *une cause générale* de toutes les maladies, et *qu'un seul et même remède* peut les toutes guérir, quelque différentes qu'elles soient.

C'est là le grand point contre lequel non-seulement toute la faculté de médecine se révolte, mais encore contre lequel la prévention du public est si forte, qu'au seul nom de remède à tous les maux, dès ce moment, sans faire attention que la saignée est devenue pour eux un remède à tous maux; dès lors des gens *de tout rang et de tout sexe* s'érigent en arbitres, et prononcent *hautement et avec dédain une sentence de mépris contre moi et contre mon remède.* Que diront-ils, quand ils verront à n'en pouvoir douter, tant de maladies, en apparence si différentes, si éloignées les unes des autres, toutes heureusement et radicalement guéries par le même et unique remède, je veux dire *par mon purgatif, dont les effets admirables démontrent l'efficacité et prouvent la solidité de mon système.*

Il est encore vrai qu'en toute maladie on peut user de mon purgatif avec succès.

Il est donc vrai qu'en tout événement on peut et on doit le réitérer sans crainte, bien assuré qu'il ne peut de lui-même produire aucun mauvais effet, et qu'il est capable de produire tout le bien qu'on en désire.

C'est la conséquence qu'on doit nécessairement tirer du grand nombre de guérisons opérées sur différens tempéramens atteints de différentes maladies.

S'élèvera-t-on après cela contre *son excellence, sa bénignité?* dira-t-on qu'il est inutile et qu'on peut s'en passer, tandis qu'il a guéri des maladies que la faculté avait déclarées incurables? dira-t-on qu'il échauffe? *S'il échauffait, il aurait calciné le corps des personnes qui en ont usé pendant 40, 50 ou 60 jours de suite, et autres qui en ont pris 80, 100, 200 et jusqu'à 300 doses dans l'espace d'un an.*

Dira-t-on qu'il altère et corrode les boyaux, tandis qu'il fait cesser les flux de sang, qu'il guérit les hémorroïdes, qu'il rétablit l'estomac.

Ajoutera-t-on *qu'on a vu des malades faire du sang après l'avoir pris? Je ne désavouerai pas le fait,* mais j'en nierai la cause; et preuve que ce n'est pas mon purgatif qui produit ce symptôme, c'est qu'il n'y a qu'à le réitérer, alors il fera cesser cet épanchement de sang, à moins qu'il n'y ait quelque rupture irréparable, qui ne proviendra jamais de lui, comme il conste par le long usage que bien des personnes en ont fait.

Qu'on dise encore qu'il fait bien aux uns et mal aux autres; *comment pourra-t-il faire mal, lui qui est si bénin, si réitérable pour tant de différentes maladies; lui que je donne aux enfans qui ne font que de naître, que je fais prendre aux femmes enceintes avant, pendant et après le temps des couches, aussi bien qu'aux nourrices, et qui guérit, en même temps, la mère et l'enfant.*

C'est, me direz-vous, que tous n'ont pas le même

tempérament ; mais tous les différens malades qui ont été guéris avaient-ils le même tempérament ? habitaient-ils le même pays ? respiraient-ils le même air ? se nourrissaient-ils des mêmes alimens ? avaient-ils le même mal, le même âge, la même complexion ?

A cette diversité de tempéramens, dont les uns sont plus rétifs au purgatif que les autres, j'oppose et prescris de diminuer ou augmenter la dose, selon le trop ou le trop peu d'évacuations qu'il opère.

Qu'on regarde enfin comme un phénomène nouveau dans la médecine un remède que je soutiens être bon pour guérir toute maladie. Il n'est pas moins vrai qu'il a la propriété de les toutes guérir puisque l'expérience le démontre, et qu'il n'est pas possible que tant de différens malades *aient été guéris par le seul secours de mon purgatif, s'il n'y avait une cause générale des maladies qu'il détruit.* Ces maladies ne sont différentes que par *accident*, et parce qu'elles se déclarent en différentes parties du corps et par différens symptômes ; mais elles sont toutes produites par la même cause, je veux dire les humeurs non filtrées et détenues dans le sang, dont elles troublent la naturelle circulation, ou extraversées dans les parties du corps dont elles troublent les primitives et naturelles fonctions.

Mais, Messieurs, il ne suffit pas d'avoir un bon remède, il faut encore savoir s'en servir. Ce n'est qu'à la manière de se servir de mon purgatif qu'on a dû, en grande partie, la guérison de plusieurs grandes maladies ; car si je n'avais constamment continué son usage à *certaine demoiselle, elle n'aurait pas été guérie de son épilepsie ;* si une autre n'avait poursuivi jusqu'à *quatre-vingt-dix doses,* elle n'aurait pas été radicalement guérie *de la siphilis confirmée ;* si une troisième voyant sa fille rejeter le remède, ne l'avait constamment réitéré, elle n'àurait pas guéri sa fille du *miscrere*, et ainsi de plusieurs autres.

Il faut donc constamment.et sans crainte *redoubler ou réitérer le purgatif dans le cas pressant, pour lui voir opérer des merveilles.* Cela présupposé, voici la manière de le prendre.

On ne doit jamais le donner pendant les frissons de la fièvre ; le froid dont le malade est saisi l'atténue et l'empêche d'agir ; on doit donc attendre qu'il soit entré dans le chaud , parce qu'il peut alors produire son effet ; on peut le prendre dans toute autre circonstance , sans crainte , pour toute autre maladie.

Ce purgatif doit être pris le matin à jeûn ; il faut observer de boire un verre d'eau à chaque selle : cela produira cet effet que les matières sortiront avec plus de facilité et sans douleur. C'est de la négligence que l'on a de boire que viennent ordinairement les plaintes qu'on fait quelquefois qu'il échauffe. On ne doit pas se plaindre d'un remède quand on n'exécute pas les règles prescrites pour le prendre , et l'on n'a pas bonne grace alors de profiter de la mauvaise conduite des malades pour *déclamer contre mon purgatif qui ne saurait nuire.*

On juge mal à propos de toutes les suites de ce purgatif, par la première dose qu'on prend et dont on n'est pas d'abord content , sans faire attention que la première prise trouvant d'abord de grands obstacles , *des plénitudes , des engagemens anciens , de vieilles obstructions,* des matières dures , et n'étant pas suffisamment secondée par le boire, n'a pas la force de se faire jour ; et alors ne faisant que remuer les matières sans les entraîner au dehors , les vapeurs naissent d'elles-mêmes de ce fond de matières remuées, et causent, ou des dégoûts, ou des coliques, *ou autres symptômes dont on se plaint;* et dès-lors *qui se dégoûte du purgatif, qui le blasphème, qui le décrie,* comme s'il avait grand tort de n'avoir pas fait en leur faveur *un éclatant miracle.*

Quelle justice y a-t-il en cela? Je voudrais donc, pour prévenir les inconvéniens, que dès-lors qu'on s'aperçoit de ces sortes de changement et du défaut d'opération du purgatif, on en prît alors une ou deux doses cinq ou six heures après la première, et qu'on secondât encore cette seconde dose de deux bouillons à trois heures de distance l'un de l'autre.

On peut donner ce purgatif quatre ou cinq heures après le repas, et, dans un cas pressant, le donner plutôt après avoir fait vomir le malade par le secours de l'eau tiède, et d'un bouquet d'une plume dont on se chatouillera le gosier.

Il n'est pas nécessaire de se priver du sommeil, si l'on se sent assoupi après l'avoir pris; on peut, sans aucun risque, dormir deux ou trois heures, qui sont à peu près le temps dans lequel il commence d'opérer, mais dès qu'il agit, il faut éviter de dormir afin que ses effets soient plus prompts, plus résolutifs.

Il serait difficile de donner une règle fixe et déterminée pour le nombre de doses que l'on doit prendre pour chaque maladie en particulier.

Quoique les maladies viennent d'une même cause, elles se trouvent plus ou moins invétérées, les dispositions du corps étant souvent différentes, de même que la qualité des tempéramens, d'où vient que le remède opère d'une manière plus lente ou plus prompte. Le conseil que l'on doit donner dans ces différens cas est

de continuer l'usage du purgatif *jusqu'à parfaite gué-*
rison ; on pourra cependant laisser des intervalles d'un
ou deux jours entre chaque trois, quatre, six, huit
et dix doses, plus ou moins, suivant l'état où se trouvera le malade.

Ce remède est spécifique contre les crachemens de
sang, les hémorragies, les coliques, les fluxions, les
flux, et tous les maux de pareille espèce, pour la
guérison desquels on doit prendre au moins deux, trois
et quatre doses ; il en faut souvent davantage quand la
maladie dure depuis long-temps, et que l'on s'aperçoit
d'un plus grand dérangement d'humeurs.

Il est encore excellent contre les fièvres continues,
ardentes, malignes, lentes, l'esquinancie, la péri-
pneumonie, la vraie, la fausse pleurésie, et autres
maladies inflammatoires dont on peut être guéri avec
quatre, sept ou vingt doses.

Il dissipe les douleurs de tête, les vertiges, les
dartres, les engourdissemens des membres, la para-
lysie, les tremblemens et convulsions, si l'on en prend
jusqu'à trente prises.

L'épilepsie, appelée dans le vulgaire le haut-mal
ou mal caduc, le scorbut et tous les maux vénériens,
étant par eux-mêmes plus invétérés et plus difficiles à
guérir, exigent quarante, cinquante, soixante et jusqu'à
quatre-vingts prises.

Sur quoi je dois faire observer qu'il n'y a aucun remède qui puisse aussi bien que mon purgatif séparer de
la masse du sang le virus qui l'infecte, comme l'ont
éprouvé tant de personnes que je passe sous silence,
ayant brûlé leurs lettres de remercîmens *et me trouvant*
très-satisfait du vrai plaisir qu'elles m'ont causé,
en m'apprenant leur parfaite guérison.

Les vapeurs de toute espèce sont aisément dissipées avec deux, trois ou quatre prises tous les quinze jours, pendant huit à neuf mois.

L'incube ou oppression nocturne, le rhume, l'en-chifrenement, le catarrhe suffoquant, la toux, la palpitation de cœur, la phtisie, l'asthme, le colera-morbus, la constipation, la diarrhée, le flux cœliaque, la dyssenterie, le ténesme, toute sorte de colique, toutes les maladies des reins et de la vessie, l'ictère ou la jaunisse, les pâles couleurs, la suppression et le flux excessif des menstrues, se dissipent avec quatre, six, douze ou dix-huit prises, de même que *la goutte, la sciatique, la teigne, les maladies des yeux, l'érésipèle, la gale, les hémorroïdes, et le rachitis ou nouûre des enfans.*

Le squirre, les écrouelles, le cancer, qui sont des *maladies obstinées et produites par une grande cor-ruption,* ont besoin de vingt jusqu'à soixante doses, ainsi que *l'hydropisie de poitrine,* pour laquelle il en faut quelquefois jusqu'à cent cinquante doses et au-delà, étant cependant à observer que les autres espèces d'hy-dropisie qui n'ont pas un principe aussi dangereux se guérissent souvent par quatre, cinq ou vingt doses.

Enfin, c'est un excellent remède contre l'apoplexie: il faut en faire prendre au malade, au moment de l'attaque, deux doses à la fois, et continuer de lui en donner une dose toutes les deux heures, pendant quatre ou six heures, plus ou moins. *Si l'on s'aperçoit qu'elle ne produise pas une évacuation aussi copieuse que celle à laquelle on aurait lieu de s'attendre, il est alors à propos de l'exciter et de lui donner une nouvelle force, par quatre, six, huit ou dix grains de tartre émétique, qui, mêlés avec le purgatif, augmentent son action et lui font vaincre tous les embarras et les obstructions qui empêchaient l'évacuation.*

Je dois avertir le public que quoique j'aie fixé le nombre des doses qui conviennent à chaque maladie, il est difficile de pouvoir déterminer d'une manière si précise, que le plus ou le moins ne dépende des circonstances; ce qui doit pourtant lui donner une entière confiance, c'est qu'il peut être assuré que quelques doses qu'il ait prises, qui excéderaient la nécessité, ne sauraient jamais produire aucun mauvais effet.

Si le remède paraissait rendre la maladie plus violente (ce qui est très-rare), on n'en devrait cependant craindre aucune suite dangereuse, parce que cela vient de l'abondance et de la mauvaise qualité des humeurs, dont l'agitation produit cette augmentation de mal qui diminuera bientôt après l'évacuation ; d'où vient qu'il faut nécessairement continuer de prendre le purgatif, afin que cette même évacuation devenant plus forte, le malade soit plus tôt dégagé.

Vous trouverez *dans le livre que je distribue gratis* la quantité du remède convenable à chaque âge, afin qu'on puisse s'y conformer.

Si la simple dose n'opère pas une évacuation suffisante, il faut l'augmenter d'une partie d'une autre dose, qu'on peut doubler lorsqu'il est nécessaire.

Si le malade, par la délicatesse de son tempérament et la bonne disposition de ses humeurs, se trouvait *trop purgé* de la simple dose de ce purgatif (ce qui est très-rare , on pourrait en diminuer la dose comme il est dit de l'augmenter pour ceux qu'elle ne purge pas assez.

La force et la vertu de ce purgatif ne vieillissent

jamais, pourvu qu'il soit tenu dans un lieu sec ; de cette façon, on peut le transporter sans crainte dans les quatre parties du monde.

CONCLUSION.

Je reçus naguère la visite d'un ami, valétudinaire ainsi que moi, à qui je fis lire cette plaisanterie.

A quoi pensez-vous, me dit-il quand il eut fini? Pourquoi critiquer le médecin qui prône la purgation réitérée, plutôt que celui qui prescrit dans tous les cas la saignée et l'eau chaude; plutôt que celui qui applique les sangsues à tout venant, etc., etc., etc.

A l'exception de l'émétique qui fait vomir, de l'opium qui fait dormir, du quinquina qui guérit de la fièvre, de la découverte de la vaccine, et de quelques progrès de la physiologie, quel si grand pas l'art de guérir a-t-il fait?

Il y a long-temps que le chancelier Bacon a dit que la médecine ne cesserait d'être systématique que lorsqu'elle s'appuierait sur la saine philosophie. Cette vérité, non plus que les sarcasmes prodigués par Molière aux médecins, n'a pas empêché que nous ayons vu une foule de systèmes se succéder ou se reproduire, toujours avec une sorte de succès, tant l'esprit humain est avide de ce qui lui est offert comme nouveau ou merveilleux.

Écoutez ce qui m'est arrivé à ce sujet dans l'une de ces maladies que les médecins ont nommées chroniques, impuissans qu'ils étaient pour distinguer, dans

les divers cas, l'organe directement ou indirectement
lésé, l'espèce et la cause de la lésion.

J'ai pris, quitté, repris huit docteurs tour à tour ;
Le premier, de ma chambre arpentant le contour,
Pour extirper mon mal, véritable vautour,
Me disait gravement, allez, faites un tour,
Parcourez sans témoins les forêts d'alentour ;
Et surtout du printemps attendez le retour.
Je crus que ce docteur, aussi long qu'une tour,
Se riait de ma peine et me jouait un tour.
Le second m'ordonna du tilleul, un clystère ;
D'un peu de sang trop vif déchargea mon artère ;
Me fit boire à longs traits le thym, la fumeterre ;
Puis ajouta : Fuyez ce train trop sédentaire,
Évitez avec soin tout lieu trop solitaire,
Aux doux plaisirs des sens soyez plus réfractaire,
Et bientôt, vigoureux comme un franc mousquetaire,
Vous pourrez vous moquer des docteurs de la terre.
Sans doute il eût mieux fait, entre nous, de se taire.
Le troisième, augurant que j'étais un peu fou,
Aux veines du frontal me fit un large trou,
Dans un bain tout glacé me plongea jusqu'au cou,
M'envoya promener sans fin, je ne sais où,
Et dans peu me rendit plus maigre qu'un coucou.
Le quatrième, un jour que dans ma marche lente,
Se traînait de mon corps la charpente tremblante,
M'aborda d'un air doux, d'une façon galante ;
S'informa de mon mal ; nomma certaine plante
Qui réprime des nerfs la fougue turbulente ;
Me dit de voyager sous la zône brûlante,
De me baigner souvent dans l'eau presque bouillante,
Et qu'avant six printemps, loin d'être chancelante,
Ma marche égalerait la course d'Atalante.
Le cinquième, appelé le docteur Sans-Quartier,
Me dit : De l'Hélicon quittez le mont altier ;
Faites-vous laboureur, apprenez un métier ;
Et loin que votre esprit perde le jour entier

A suivre des rimeurs le pénible sentier,
Bornant votre lecture aux pages du psautier,
Alongez la semelle ou portez le mortier;
Par là du noir Tartare évitant le portier,
Vous serez dans un an plus fort qu'un muletier.
Le sixième, éloquent, fin dans l'art oratoire,
M'ouvrit de ses grands mots l'immense répertoire,
Soutint que sa science était partout notoire;
M'appliqua sur l'anus un gros vessicatoire,
Affubla mon rectum d'un long suppositoire,
Fit plus d'un argument solide, péremptoire,
Et me dit que dans peu je chanterais victoire.
Le septième, écoutant d'un air fort attentif
Le récit de mes maux, récit très-peu fautif,
Consulta sur-le-champ son génie inventif;
Me dit que dans mon mal il voyait du fictif,
Qu'il fallait à mon sang beaucoup de correctif,
Que je devais surtout, par certain lénitif,
Calmer de mon cerveau le ressort trop actif,
Et subjuguer enfin, par quelque purgatif,
Mon colon trop tendu, mon rectum trop rétif.
Je suivis ses conseils, et, très-expéditif,
En moins de quatre jours il me fit tout chétif.
Le dernier, plus hardi que ses sept adversaires,
De remèdes sans cesse accablait mes viscères;
M'assurait par sermens qu'ils m'étaient nécessaires,
Et qu'enfin mes douleurs n'étaient pas des misères.
Hélas! prêt à quitter pour toujours les Glycères,
Furieux, je traitai mes docteurs de corsaires,
D'ennemis du prochain, de tueurs, de faussaires;
Ajoutant que du diable ils étaient émissaires.
Cela dit, bien ou mal je m'enfuis de leurs serres;
Il était temps : les sœurs aux laids museaux
Qui du Léthé boivent les froides eaux,
Déjà venaient avec leurs noirs ciseaux.
Maigre à plaisir, monté sur des fuseaux,
Je n'avais plus que la peau sur les os;
Et mes jarrets, pareils à des roseaux,

Bien loin d'oser tenter les moindres sauts,
Pouvaient à peine enjamber les ruisseaux.
Je n'étais plus ce roi des jouvenceaux,
Qui, dans Paphos connu par maints assauts,
Fit autrefois renchérir les berceaux.
J'étais enfin, pour borner mes pinceaux,
Un véritable épouvantail d'oiseaux.

FIN

DE L'IMPRIMERIE DE GAULTIER-LAGUIONIE, SUCCES.^r DE P. DUPONT.

www.ingramcontent.com/pod-product-compliance
Ingram Content Group UK Ltd.
Pitfield, Milton Keynes, MK11 3LW, UK
UKHW021650130726
13696UKWH00004B/1524